U0259688

The Science of Sex

性的科学

［英］凯特·莫伊尔◎著　　温广立◎译

青岛出版集团 | 青岛出版社

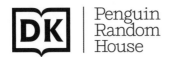

Original Title: The Science of Sex: Every Question About Your Sex Life Answered
Text copyright © Kate Moyle, 2023
Artwork copyright © Jocelyn Covarrubias, 2023
Copyright © Dorling Kindersley Limited, 2023
A Penguin Random House Company

山东省版权局著作权合同登记号：图字15-2024-214

图书在版编目（CIP）数据

性的科学 / (英) 凯特·莫伊尔 (Kate Moyle) 著；
温广立译. -- 青岛 : 青岛出版社, 2025.1 -- ISBN 978
-7-5736-2790-2

Ⅰ . R167
中国国家版本馆CIP数据核字第2024VT8316号

书　　名	XING DE KEXUE 性 的 科 学	
著　　者	〔英〕凯特·莫伊尔	
译　　者	温广立	
出版发行	青岛出版社	
社　　址	青岛市崂山区海尔路182号（266061）	
本社网址	http://www.qdpub.com	
邮购电话	0532-68068091	
策　　划	周鸿媛　王　宁	
责任编辑	孔晓南	
特约编辑	刘玉杰	
封面设计	尚世视觉	
制　　版	青岛千叶枫创意设计有限公司	
印　　刷	北京顶佳世纪印刷有限公司	
出版日期	2025年1月第1版　2025年1月第1次印刷	
开　　本	16开（787毫米×1092毫米）	
印　　张	14.75	
字　　数	280千	
书　　号	ISBN 978-7-5736-2790-2	
定　　价	98.00元	

编校印装质量、盗版监督服务电话：4006532017　0532-68068050

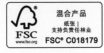

www.dk.com

性的科学

性看似简单，实则复杂。

——凯特·莫伊尔

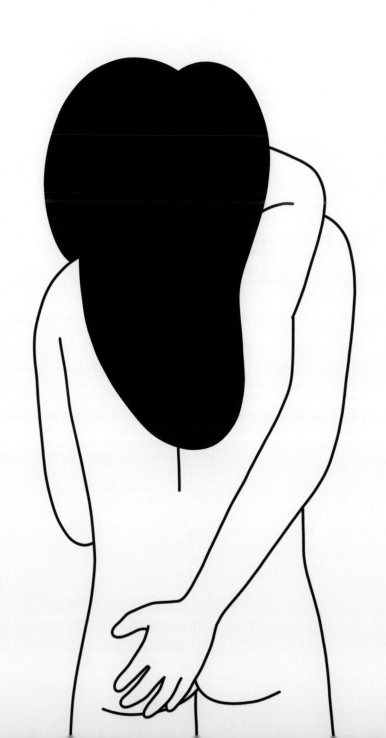

前言

我从未遇到过对性没有疑问的人。作为性心理治疗师，我主要的工作内容就是帮助人们解答关于性的各种疑问，找到适合他们自己的答案。

我一直很困惑，为什么人们一提到"性"这个字，就会触发他们大大小小的身体反应，大到肢体变化，小到语调、语气的改变。如今，人们依然谈"性"色变，仿佛一提到"性"这个话题，谈话就会陷入一种尴尬的境地。哪怕是今天，每当我和别人说起自己的职业——性心理治疗师，对方都会一脸不解、眉头紧锁。同样让我困惑的是，为什么性教育的重点通常集中在性行为上。实际上，性与我们的心理是密不可分的，性心理需要受到我们的重视。

性被许多人视为一个无须系统学习、自然而然就能掌握的事情，这件事不需要经历质疑、学习等科学研究的过程。虽然性是一种主观体验，但是围绕它仍有许多知识需要我们学习。目前，大部分国家和地区缺乏全面和系统的性教育，这导致很多人在性方面感到困惑，没有自信。

目前，我们正处于一个性观念大变革的时代，"性福"行业也在蓬勃发展。各种助力健康的性生活的新企业不断涌现，它们致力于帮助人们提高性知识水平、性愉悦程度、性自信以及性健康水平。与此同时，人体润滑剂、情趣玩具等产品也从隐蔽的角落走向了超市货架，像其他保健产品一样得到了正视和关注。融资的增加和研究的深入也进一步推动了成人用品行业的发展，这有望为更多人提升"性福"指数。

在引用研究报告时，我会直接引用原报告的数据。尽管许多已发表的研究并没有提供被统计人群的个人信息，但我仍希望这些研究所提供的内容，能够给予大家关于性体验和性观念的宝贵见解。

　　没有一本书能够解答关于性的所有问题或给出所有答案，因为人类的多样性极为丰富，使得任何个体都无法将自己所知的全部内容用语言完整表达出来。在我每一次的实践中，我都深刻体会到人的这种主观性，因为与我合作的每个人都会带给我新的知识和见解。读完这本书后，或许读者能学会向自己提问：我对性到底了解多少？我的性知识是从何而来的？它们是否真正地有助于我的性生活？如果答案是否定的，那么我是否愿意坦诚面对，并努力改善我与性之间的关系呢？

　　我希望这本书能够激发读者对性这一话题的浓厚兴趣与好奇心。

——凯特·莫伊尔（Kate Moyle）

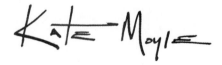

目录

吸引力和性欲　　　　　　　105

性教育

　　我们的性教育其实比想象中开始得更早，它不仅局限于学校的课堂教学，还藏在日常的言传身教之中。除了学校提供的、往往不够充分的性教育，我们还可以通过观察他人的交流方式（包括肢体接触）来获取性方面的信息。同时，我们也会从周围人和自己在谈及性话题时流露出的尴尬情绪中，间接感知到性的存在。此外，我们对性欲的感受、身体的自然反应，以及围绕性产生的各种情感，都会对我们的性观念产生影响。当性教育得到有效实施后，我们对性的认知会更加积极正面。当我们以开放的心态接纳性的多样性时，性就会自然而然地成为我们健康、幸福生活的一个重要组成部分。

性简史

人类对性的理解一直在不断演变。在人类性行为的历史长河中，一些关键的节点对我们当今的性生活产生了深远影响。

情趣用品的发展

情趣用品也有几千年的历史。例如，古希腊就有关于假阳具使用的记载。在19世纪80年代，约瑟芬·莫蒂墨·格兰维尔申请了历史上首个震动棒专利。

现代性学研究的发展

1947年，美国性学家A.C.金赛建立了性科学研究所。1948年，金赛根据研究成果出版了《男性性行为》，1953年，他又出版了《女性性行为》。这两本广受好评的著作，颠覆了大众对性行为的传统看法。

避孕套的使用

避孕套的历史或许可追溯到数千年之前，早期的避孕套由鱼鳔、羊肠等制成。1844年，美国化学家固特异，C.完善了硫化橡胶工艺。1855年，首只橡胶避孕套问世。到20世纪20年代，随着工业技术的不断升级，乳胶的使用使得避孕套越来越薄也越来越耐用，随后乳胶避孕套风靡全球。

色情文化

纵观历史，不同的文化中都存在关于性的色情描绘，这些描绘形式多样，如壁画、文字、雕塑和音乐等。如今，色情作品最主流的形式是电影和摄像，这个变化与科学技术、互联网的高速发展密不可分。

《爱经》

这本来自古印度的梵文书籍，因其详细描述了各种探索性和创造性的性交姿势而闻名。此外，书中还探讨了情欲、亲密关系、性爱态度等话题。

公元前400年~公元前200年　　1800年　1830年　　　1900年　　　1947年

英国的一项研究发现，在2015年到2019年间，有32%的夫妇缘于网络相识。

性行为的进一步研究

从20世纪50年代初期起，W.H.马斯特斯与V.E.约翰逊采用现代化的实验技术，如阴道内部照相等，对人类性反应进行了深入研究。他们不仅探究了性反应各阶段中身体的生理变化，还分析了性行为过程中的心理变化。他们的研究纠正了人们关于性行为的一些错误观念，并推动了性高潮、性功能障碍等话题的深入讨论。

避孕药的问世

1960年，世界上第一种商业可用的避孕药通过了美国食品药品监督管理局（FDA）的审批，成功问世。1969年，加拿大政府通过立法，实现了避孕药和其他避孕措施的合法化，从而赋予了女性自主选择生育的权利。

第一家女性情趣用品商店的开设

1974年，黛尔·威廉姆斯在美国纽约开设了第一家名叫"伊芙的花园"的女性情趣用品商店。

人类免疫缺陷病毒（HIV）/艾滋病（AIDS，全称"获得性免疫缺陷综合征"）的蔓延

1981年，美国报道了全球首例因感染HIV而患上AIDS的病例。在最初阶段，该病对男同性恋群体产生了巨大影响。1999年，世界卫生组织（WHO）宣布该病已成为全球第四大致死疾病以及非洲第一大致死疾病。

万艾可获准上市

1998年，美国食品药品监督管理局批准万艾可可以用于治疗勃起功能障碍（ED）。

网络约会的出现

1995年，第一家在线约会网站——联姻网的出现丰富了人们的约会方式。随着智能手机的日益普及，网络约会变得越来越普遍。2012年，约会软件"tinder"率先推出"右滑屏幕进而匹配对象"的配对理念。2018年，《泰晤士报》婚礼启事版块的1000对新人中，有93对表示源于网络相识。

| 1950年 | 1960年 | 1974年 | 1981年 | 1995年 1998年 | 2000年 | 2009年 2012年 | 2018年 |

何为"性"？

通常，性被定义为一种男性阴茎插入女性阴道的行为。然而，这种定义过于狭隘和片面，只关注了性行为的一部分，却忽视了性带来的愉悦感和其他方面。

我们中的大多数人接受并认可这样的定义，即性就是以阴茎插入阴道的性交为核心、以生育繁殖为目的的行为。然而，将性的定义仅仅局限于阴茎插入阴道的行为，这种观念不仅错误地将插入行为等同于性的全部，还忽视了其他同样能带给我们愉悦感的性行为。

问题重重的定义

如果我们仅仅聚焦于阴茎插入阴道的性行为，那么就忽视了其他丰富多样的性交方式所带来的愉悦和满足感。这可能会让那些无法体验插入式性行为的人感到被排除在外，并因此感到困惑：难道非插入式就不属于性行为了吗？

不仅如此，这种定义可能会给一些人造成压力，迫使他们不得不遵从并不适合他们的单一的性生活模式。这种压力会对他们体验性快感、获得性满足及享受性愉悦造成干扰。例如，有些人并不享受插入式性行为，只是迫于这种观念而不得不进行下去，导致自己获得的是消极的性体验，进而影响自己的性欲、与伴侣的关

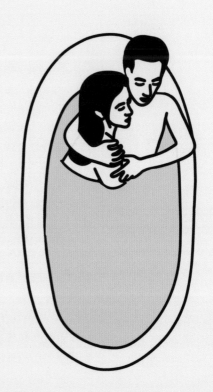

系、性行为表现以及自我认同感，长此以往，还可能引起焦虑甚至是性功能障碍等问题。

探索性的多样性

插入式虽是性行为的一种常见形式，但它仅仅是性表达中的一种。重新审视和丰富描述性行为的词汇，有助于我们更全面地理解和体验性生活。例如，"前戏"一词往往被看作性行为的准备阶段，这可能让人误以为性是一件需要逐步完成的事情。而采用更为全面的表述方式，如"非插入式性行为"，就能更好地体现性行为的多样性和丰富性，包括那些能够带来愉悦感和亲密感的其他性活动。

性是一种融合身体、心灵与情感的综合体验，是两个人共同参与的活动。当我们探讨性的定义时，若侧重于它给予我们

保持开放和接纳的心态，与伴侣共同探索多样化的性交方式，有助于让我们充分享受性生活的美好。

的情感体验，而非仅仅着眼于它的实用功能，我们才能拥有更丰富的性体验。我们可以探究自己对性的理解源自何处，以及这些理解是固定不变的还是会随着时间的流逝而改变。而且，我们对性的定义的转变也会影响我们对性的思考、感受以及实践，这同样是一个值得深入探讨的话题。

性仅仅只是一种生理行为吗？

将性看作单纯的生理行为是一种极为片面的观点，这种观点无法全面地诠释我们在性行为过程中所体验到的复杂情感和深刻感受。

性不仅是身体层面的体验，它还涉及我们的人际社交、情感表达等诸多方面。

性爱全景图

人类的性行为是一个多维度的现象，受到生物学、心理学以及社会学等诸多领域的共同影响。若我们仅从单一的视角来看待性，便无法全面深入地探索与研究这一课题。在性学这一专注于人类性行为科学研究的领域中，生物—心理—社会模型被视为理解人类性行为的金钥匙。这一模型强调，个体的性表达深深地植根于其独特的个人背景之中。该研究方法倡导尊重人类的多样性和差异性，反对将个体与某种既定标准简单对比，以免个体因无法达到这些所谓的标准而引发不必要的羞耻感。

相互关联的反应

如下一页圆环图所示，社会文化方面的诸多因素与我们的心理和身体状态紧密相连。例如，我们面对压力的反应往往会直接影响我们的性生活质量。周围环境不仅影响我们如何感受压力，还影响我们应对压力的方式。

当我们选择应对压力时，身体的应激反应随之被激活：血压上升，肾上腺素、皮质醇等激素大量释放，心率和呼吸也随之加快。这种应激状态往往会中断性唤起，从而进一步加深了性行为与压力之间的复杂关联。

影响性行为的因素有哪些？

生理因素、心理因素和社会文化因素都会或多或少地影响我们的性行为。了解这三者之间的影响机制是性学研究的重点。

生理因素涉及我们的大脑和其他身体部位。大脑在受到不同刺激后会做出决策，从而引起一系列生理反应，这些反应可能会促成或抑制性唤起。

性表达是个人意愿的一种体现，它能够反映出我们在身体、精神和人际交往方面的某些状态。

心理因素与我们的内心感受紧密相关。如果心理压力过大，以至于我们难以专注于性活动，性唤起因此有可能被中断。

社会文化背景对我们应对压力时的心理状态有深远影响。面对压力，我们要么独自承受，从而无法实现性唤起；要么寻求社会支持，促使性唤起得以延续。

性生活对健康有好处吗？

通过深入探究性对身体和心理健康的广泛影响，我们能更深刻地认识到，性在提升整体健康水平和增强幸福感方面发挥着相当重要的作用。

性生活让身体振奋

性行为可以说是一种有氧运动。在这个过程中，由于消耗了大量的卡路里，因此人的呼吸会变得急促，心率、血液流通速度也会加快。同时，性行为会让我们感到疲惫，这种疲惫感有助于促进睡眠，让身体在充足的休息中得到调整与恢复。

性生活是缓解压力的良药

长期生活在压力之下会对我们的性生活产生消极影响。对一些人来说，性行为本身就是一种压力源，这揭示了性与心理之间存在的复杂关系。然而，对另外一些人来说，性行为却是一种有效的压力缓解手段。在性行为过程中，多巴胺、催产素和内啡肽等物质的释放能让人享受到情绪上的提升。特别值得一提的是，内啡肽作为一种天然的镇痛剂，能够减轻由压力引起的心理和生理反应。这些神经递质或激素所带来的积极影响能够形成良性循环，进一步增强人们对性行为的渴望。

研究表明，良好的性生活能降低人体内的"压力激素"——皮质醇的水平，有助于缓解身心压力。性高潮会促进一些激素的分泌，这些激素能放松大脑和身体，同时也能促进睡眠，让人更有可能进入安稳的睡眠状态。在美美地睡了一觉之后，我们的抗压能力也会增强。

一种自我关怀的方式

性行为能刺激多巴胺的分泌。这种分泌不仅能带来即时的快感，还能增强伴侣之间的亲密度。通过良好的性体验，我们能够更加积极地看待自己，享受身体带来的愉悦，增强了满足感和提高了性健康水平。这种愉悦感不仅是身体上的释放，更是心灵上的解脱，让我们得以暂时抛开日常的烦恼，全神贯注地沉浸其中。

和谐的性生活让伴侣之间的关系更亲密

和谐的性生活能够提升伴侣之间的幸福感、亲密感，部分原因在于触摸等亲密举动能够建立起更深层次的连接。从生理角度而言，肢体接触能够刺激催产素的分泌，从而拉近双方的距离。在探索对方身体的过程中，催产素的释放有助于加深我们与伴侣之间的情感连接。在性行为过程中，我们有时会感受到自身的脆弱，而这种脆弱感往往会进一步加深我们和伴侣之间的情感纽带。

性是一种独特的共享体验，并且每一次性行为所带来的感受也不相同。虽然有些人认为无须性行为也能体验到亲密感，但对另一些人而言，性提供了一个能够深入了解和感受对方的亲密途径。

良好的性体验能增强自信心

从生理角度而言，渴望与性伴侣共同拥有积极的性体验，能够增强双方的性自信。很多人非常享受被他人渴望的感觉，这种感受令人难以抗拒。

自行探索身体并进行自我满足，是进行自我性教育的一种途径。当我们逐渐深入了解自己的身体，愈发享受自身性魅力及性愉悦带来的美妙时，我们才能更有自信地引导伴侣做出令我们感到愉悦的行为。

一项研究表明，在异性恋关系中，有95%的男性认为被渴望对他们的性体验至关重要。

我该如何划分性界限？

个人界限明确表明了在情感及身体层面，我们期望受到何种对待。我们设定这些界限，旨在尊重并维护自己和他人的价值观、需求和欲望等。

性界限是个人可以接受或不可接受的各种性行为的限度分界，它的设定需要基于一个能够考虑并尊重个体差异的原则。

"3C"原则

"3C"原则，即同意（consent）、沟通（communication）和好奇（curiosity），在双方性关系的健康发展中发挥着举足轻重的作用。这一原则强调伴侣之间需要通过有效沟通来界定清晰的界限。它是表达个人需求，明确什么可以、什么不可以的根本所在。

"同意"这一概念，虽然我们在日常生活中经常实践，但在涉及性关系时，它变得至关重要且不容妥协。性同意年龄指法律规定的个人可自主决定发生性交行为的最低年龄，这个年龄在不同国家和地区的规定是不同的。个人同意是说当我们同意和对方发生性行为时，我们是基于自愿做出的决定。这关乎个人的自由与选择。重要的是，这种同意在任何时候都有权被撤回或更改。

"沟通"是说双方就性方面的界限问题进行各种形式的交流，这既包括言语沟通，也包括像肢体语言一类的非言语沟通。例如，引导伴侣的手触摸自己身体的某个部位，这就是一种非言语的沟通形式。沟通是双方深入了解彼此的主要途径，因此，和伴侣进行有效沟通尤为重要。否则，我们可能会局限于自己的假设和视角，难以真正了解他人的内心。

"好奇"是一种强烈的求知欲。拥有好奇心能促使我们更主动地了解他人，对伴侣的性需求持开放的态度，并能积极探索性界限对伴侣的重要性。同时，好奇心也能激发我们去深入探索并理解自己的内在需求和感受。

实践出真知

设定性界限的过程，首先应始于对自己性界限的清晰认知，然后深入了解伴侣的性界限。在这一过程中，可以综合考虑以下几点。

• 与伴侣一同安全地探索性行为的各

种可能性。当然，不必强求与伴侣在性行为中完美契合，因为很多人会在性需求等方面存在差异。

• 尊重对方的感受至关重要。不要只考虑性行为的流程，应更重视并尊重对方的感受，给予对方足够的关心和体贴。

• 坦诚地与伴侣交流，分享哪些行为会让自己感到舒适和愉悦。如果你们都愿意，可以一起尝试那些能带来快乐的事情。

• 花时间探索自己的身体非常重要。这样做能帮助你明确自己喜欢什么以及不喜欢什么，并且，在与伴侣交流时，你能更加自如地表达自己的喜好。

• 当遇到沟通不畅或误解时，充满自信地去解决问题是有效的做法。

• 无论是自己还是对方，性需求常常会发生变化。因此，要与伴侣保持定期沟通，这样双方都能及时了解到彼此的改变，并做出相应的调整。

• 如果发现自己的性界限受到侵犯，应该立即明确地表达出来。同意和沟通的原则都建立在自愿的基础上，绝不包括任何形式的胁迫。胁迫的具体表现有下面几种：对方反复提出同样的问题，直到你被迫说出"同意"，或者通过给你服用药物、把你灌醉来迫使你就范。此外，胁迫式语言也是不可接受的，比如："如果你爱我，就应该和我发生性关系""别人都在享受性生活，我们为什么不行？""如果你不和我发生性关系，我就告诉别人我们已经做过了""如果你不满足我，我也不会让你好过"。另外，如果双方在事前已经明确同意使用避孕套，那么在性行为过程中擅自摘掉避孕套，在英国等一些国家会被视为违法行为，当然这种行为也严重违反了前面所说的同意原则。

• 同意和接受的表达方式有很多，例如：

"这么做感觉很棒，只是可以慢一点儿吗？"

"这样摸你，你感觉怎么样？"

"你还想要继续吗？"

"你喜欢我这样吗？"

性体验会受到我们想法的影响吗？

人类具有自我反思的特质，这使得我们常常审视和质疑自己。通过引导和管理自己对性的思考，我们可以更有效地解决与性相关的问题。

我们对性的看法非常重要，因为这些看法直接影响到我们的性体验。大脑的前额叶是掌控人类思维活动的区域，它对我们的情绪表达、社交互动、判断力、认知能力等多个方面有重要影响。而我们对性的看法也是多维度、多层次的，深受我们整体思维模式的影响。

自我反思的能力

人类拥有复杂的思维过程，能够思考所学、反思所想，这种对自身认知活动的觉察与思考被称为元认知。因此，当出现性幻想或性唤起时，我们常常会进行自我反思。我们会思考为何某些事物能够激发性欲，这样的反应是否正常，以及他人是否也有类似的体验。然而，如果在反思过程中，我们得出的结论对自己不利，或是与内心认同的"性规范"相悖，这样的反思可能会带来负面影响，导致压力、焦虑和羞耻感的产生。最终，我们可能会试图将自己的性生活调整成自认为可接受的模式，而忽视了内心真实的需求和欲望。

积极的思考

面对自我质疑的念头，如果我们能减少自我批评，或许就能更深入地了解自己的思维模式，并找到总是陷入负面思考的根源所在。

有时候，生活中人际关系的变动、心理状态的变化以及身体状况（如受伤或生病）都可能动摇我们的性自信。这意味着我们需要重新塑造性观念，调整性生活方式，以适应这些新的变化。只有当我们像接受生活中其他事物一样，接纳性生活也是不断变化的时候，我们才能真正解放自己的思想，让性生活拥有不同的意义。

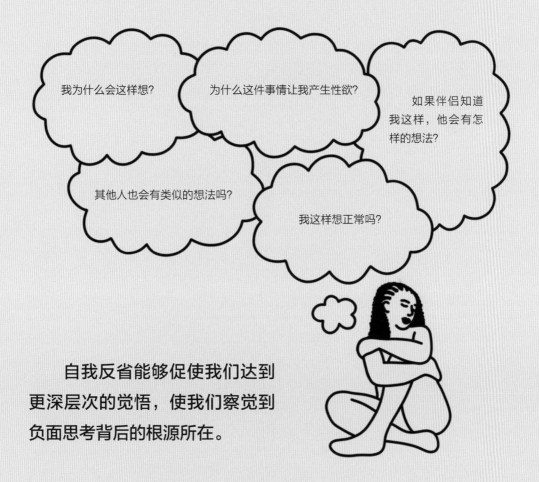

自我反省能够促使我们达到更深层次的觉悟，使我们察觉到负面思考背后的根源所在。

我们需要讨论性话题吗？

如果我们从小就以适龄的方式探讨性话题，随着时间的推移和讨论的增多，我们会逐渐觉得这是一件很自然的事情。当我们有了伴侣之后，我们也能与对方就此展开正常的讨论，共同提升性健康水平。

很多人会刻意避免讨论性话题。其实，通过讨论性话题，我们能更深刻地认识到沟通和传播性知识的重要性。在荷兰等国家，性教育已成为4岁以上儿童学校课程的一部分，这些课程会根据孩子的不同年龄段，逐步介绍性同意、性关系、身体接触、爱情以及身体部位等相关概念。相反，当性话题被回避或不能公开讨论时，这种沉默往往暗示着社会中对这种话题的禁忌。个人可能会因此将这种沉默内化为羞耻感，不愿也不敢在公开场合讨论性话题，而没有意识到这种回避其实反映了更深层次的社会问题。

和伴侣讨论性话题

和伴侣讨论性话题的方式很重要。有效的沟通不仅局限于言语表达，还包括非言语的表达方式，如眼神交流、肢体接触，这些都能帮助我们洞察对方的感受。一旦察觉到对方有任何不适，我们应当及时交流，以确保双方在一个开放的环境中表达自己的想法和感受。然而，人们似乎存在一种普遍的默契，即认为谈论性就意味着出了什么问题，因为我们理应本能地知道如何进行性行为，而无须就此进行讨论。实际上，避免谈论性话题反而容易对我们的性生活造成不利影响。每个人都是独一无二的，身体和感受都各不相同，愉悦的性体验是双方共同创造的结果，因此，为了加深对性生活的理解，双方需要坦诚地交流和讨论性话题。

不知道从哪里开始讨论？

如果你不习惯与伴侣讨论性话题，可以试试这个小练习：共同分享你们对性行为的看法，并列出一张清单。然后，在每条看法后面，根据自己的真实感受写上"喜欢""不喜欢"或"说不准"。这样，基于这张清单，你们可以毫无压力地展开讨论，了解彼此对哪些感兴趣，哪些不感兴趣。

当我们无法与伴侣坦诚交流性话题时，我们就只能凭借不准确的猜测行事。有时候，我们害怕向伴侣展开心扉，不敢透露自己的欲望，生怕这样会让对方失望或不快。这种心理状态会让双方陷入恶性循环：性活动变得单调重复，即使效果不佳，也不敢尝试改变。久而久之，我们会越来越不敢表达真实想法，更谈不上提升双方的"性福"感了。

反之，与伴侣积极讨论性话题，能够帮助我们进行更有趣的探索，从而为双方带来更多快感（详见下图）。同时，这样的交流还能提升我们的性健康水平，避免因对自己不满意而产生羞耻感。

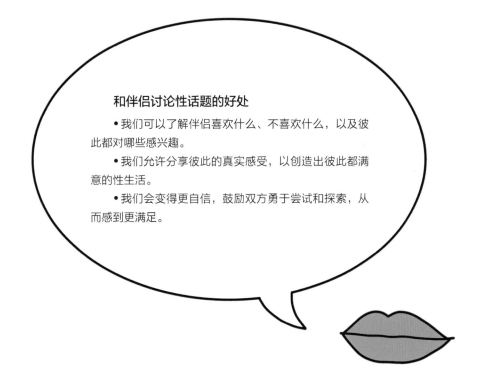

和伴侣讨论性话题的好处

• 我们可以了解伴侣喜欢什么、不喜欢什么，以及彼此都对哪些感兴趣。

• 我们允许分享彼此的真实感受，以创造出彼此都满意的性生活。

• 我们会变得更自信，鼓励双方勇于尝试和探索，从而感到更满足。

自慰算性行为吗？

自我娱乐、个体性行为或自慰，无论用哪个词来描述，这一行为都是单身人士和已婚人士性生活中非常正常且普遍的一部分。

对许多人而言，自慰提供了一个独特的机会，使他们能够在私密、无干扰的环境中，自由地探索自己的身体，并深刻地感受真实的身体反应。这也解释了为何在自慰过程中，无论男性还是女性，都更容易达到性高潮。

然而，尽管自慰是如此正常的行为，但仍然有许多人在进行这一行为时会感到羞耻。这种羞耻感往往源于社会文化的影响，以及和一些夸大其词的谣言有关。这些谣言的制造者试图将自慰与恐惧、羞耻等负面情绪关联起来，以约束人们的性欲，从而将性行为局限在婚姻的框架内。但实际上，自慰是一种健康且正常的性行为，它应该得到正视和理解，而不是受到不必要的束缚和误解。

享受自娱自乐的空间

在自慰时，我们可以将个人的私密空间看作一个游乐场，在这里我们能自由地追寻快乐，而无须担心他人的评价。

每个人的性需求都是独特的，因此在自慰时，人们会选择适合自己的方式。有些人喜欢尝试一些新鲜、有趣的活动，而另一些人则更倾向于选择那些他们已经熟悉并感到舒适的方式，还有些人会借助不同的道具来增添情趣。比如，听一些激发情欲的音乐、使用情趣用品，或是精心布置灯光来营造氛围。使用润滑剂可以使整个过程更加顺滑舒适，而在浴缸中自慰，则能体验到水流带来的独特刺激。其实，自慰的方式、感情会随着我们心情的变化而有所不同。有时，我们可能渴望达到性高潮的巅峰；而有时候，我们可能只是享受轻柔抚摸所带来的那份纯粹的快感。重要的是，自慰是一种私密且个性化的体验，每个人都可以根据自己的需求来探索和享受。

自慰同样能够刺激人体产生催产素、多巴胺等引发快感的物质。同时，它有助于我们更深入地感知自我性意识，进一步了解自己的身体感受，从而培养性自信。此外，它还是一种安全可靠的性体验方式，让我们无须担心怀孕的问题，也有效降低了感染性传播疾病的风险。

自慰并非人人喜欢

并非所有人都有自慰的欲望，这完全取决于个人。然而，重要的是要区分"不喜欢自慰"和"因为羞耻心作祟而不敢自慰"之间的区别。想要获得和维持性健康，关键是找到适合自己的方式，而不是受内心想法所限，不敢去做真正有益于自己的事情。

澄清关于自慰的认知误区

很多人对自慰这件事情存在误解。他们认为，如果已有伴侣却还自慰，就意味着对当前的性生活不满意。其实，自慰可以成为我们性生活的有益补充。通过保持探索精神，我们能更深入地了解自己的身体，并为伴侣之间的性行为增添更多可能性。当伴侣中一方因疾病等身体原因无法参与性生活时，自慰对另一方而言是一个不错的选择。

还有人错误地认为自慰不是真正的性行为。这种观念往往源于对性的狭隘理解，即过分强调性交的重要性。这种观念忽视了没有伴侣的人群，他们完全可以通过自慰获得满足和愉悦的性体验。对他们来说，自慰是释放性欲的有效且合理的方式。

我的伴侣喜欢什么？

与伴侣发生性关系常常象征着双方关系的进一步发展。为了获得满意的性生活，深入了解对方的喜好变得极为重要。

为了深入了解对方的喜好，学会细心观察是非常重要的。我们应该细致入微地观察伴侣的言语和非言语暗示，比如对方发出了娇羞诱人的声音，或是对亲吻耳朵表现出明显的喜悦。然而，在解读这些暗示时，我们也必须认识到，伴侣的即时反应可能受到某些"社会规范"的影响，并不一定能准确反映其真实的欲望。因此，双方坦诚地交流各自的喜好和厌恶，才是享受性生活的核心所在。

不要加入自己的偏见

双方如果能对性行为的理解达成共识，那么他们性生活的满意度往往会更高。但如果双方缺乏有效的沟通，且对性行为持不同看法，则可能引发争执。比如，双方对性生活的"正常"频率有不同见解。此时，展开积极对话，坦诚分享个人感受，探讨双方在性行为中的界限及兴奋点就显得尤为重要。

要真正深入了解对方的性需求，我们必须保持无偏见的倾听态度。重要的是，若对方因不感兴趣而拒绝某种性行为，我们应避免将此解读为对自己的拒绝。我们应该理解并尊重对方的真实感受和需求，这样才能建立信任，进而共同探索和协调双方的性需求。

寻找最佳的讨论时机

在理想的情况下，我们应该找一个空闲时间，在卧室之外的地方与伴侣进行坦诚交流。学习心理学中的沟通技巧，对我们的交流大有裨益。比如，采用积极的语言开启对话，能够避免伴侣产生被批评的感觉，进而防止他们封闭内心。在表达时，经常使用第一人称，如"我想知道，你有没有想过我们一起尝试些什么"，这样既表达了自己的感受，又体现了自我负责的态度。

当开始一段新的恋情时，我们切莫想当然地认为新伴侣的喜好会与前任相同。相反，我们应该敞开心扉，以开放的心态去面对，不要先入为主地揣测对方的需求和欲望。只有这样，我们的沟通才能更加清晰明了。

每对伴侣对性的理解都是独特的。

明确彼此在性方面的喜好与厌恶，将会带来多方面的积极影响。

当对方耐心倾听时，我感到了一种认可和理解，从而愿意用更开放的态度讨论性话题。

我感觉到与伴侣之间身心相通，这样的状态增强了我和伴侣在身体和情感上的亲密感。

成功将自己的感受分享给对方，能够带来强烈的愉悦感。

良好的沟通和令人满意的性生活会刺激大脑多次释放诸如催产素和内啡肽等"快乐激素"。

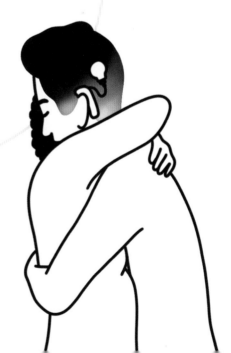

为什么性让人感到羞耻？

性羞耻的根源深植于心。在我们主动探索并思考自己在性方面遇到的难题之前，我们可能根本没有察觉到性羞耻早已悄然潜伏在心底。

羞耻通常是在我们觉得自己行为不当或犯错时产生的情绪。它与内疚不同，内疚更多地聚焦于因某一具体行为而产生的自责情绪。当我们觉得某些行为与自我认知不符合时，我们往往会产生羞耻感，并因此质疑自己。

我们对性的认知过程常常与羞耻感交织在一起。比如，我们或许会从长辈那里接收到关于性的负面教导，或者感受到社会对性行为设定的种种"规范"。这些"规范"包括性行为只能在特定关系（如夫妻）中进行。因此，在我们开始探索性的奥秘之前，羞耻感可能早已在我们心中悄然生根发芽，而那些未经深思的观念在我们脑海里也逐渐变得根深蒂固。

此外，性羞耻还可能源于对自己性经验匮乏的焦虑，或是对自己身体形象的不满。比如，担忧自己的生殖器尺寸过小，或阴唇形态不对称。还有一些人是因为遇到了性功能障碍而感到羞耻，这种羞耻感往往会导致伴侣间的性生活陷入一个恶性循环之中（详见下页图示）。

羞耻感对性功能的影响

当羞耻感异常强烈时，这往往会阻碍性功能的正常发挥。在这种状态下，大脑会抑制前额叶皮质的理性思考能力，触发或战或逃反应。此时个体进入全身戒备状态：大脑极度警觉，心跳加速，手心出汗，肌肉紧张。这种状态不仅会导致心理上的不适和身体的紧张感，还可能引发疼痛，进而干扰性欲并影响性功能的正常发挥。

摆脱性羞耻

摆脱性羞耻的关键在于勇敢表达自己，尽管这样做时常让我们感到尴尬或难为情。尽管现代社会中性暗示无处不在，但将谈论性视为日常轻松话题，对我们来说依然颇具挑战性。

只有当我们敢于挣脱社会环境的束缚去讨论性话题时，我们才能真正打破性羞耻的枷锁，坦诚地交流性体验的感受。洞察我们的"内心对话"，即那些不时涌现的或积极或消极的意识，能帮助我们批判性地审视这些想法的来源。我们要对自己更加宽容和理解，才会发现摆脱性羞耻也不是那么困难。

性羞耻循环示意图

羞耻感会强化那些与性相关的负面想法，进而加剧自我批评。摆脱以目标为导向的性爱观，有助于你更多地关注性体验中的积极方面，而不是消极方面。积极的干预手段能够打破这一恶性循环。

不要过度自责。不要认为一旦事情不完美，就意味着你是失败者。

无法放松、阴道干涩、勃起困难等问题的出现，意味着性生活不能按计划进行。

随着羞耻感的加剧，性方面的挑战也会增强。

在这次看似失败的情况下，自我批评导致羞耻感加剧，而这种羞耻感又会被某些固有观念强化。

羞耻感是性行为中一种常见的情感反应。

如果你无法与伴侣进行有效沟通，消极的想法就会不断加剧。

大脑把羞耻感解读成威胁，引起紧张和焦虑，触发或战或逃反应。

对失败的恐惧使得压力增大，导致性唤起中断，性行为失败的概率也会增加。

马上和伴侣解释你的感受，并持续保持身体接触，哪怕只是拉拉手也会增强两人之间的亲密感。

通过调整呼吸、冥想等技巧让自己平静下来。

性关系等同于亲密关系吗？

我们常常将性关系和亲密关系混为一谈。实际上，这两者代表的是不同层面的关系。

亲密关系是受礼貌、习俗、情感及情绪影响的一种具有私人性和独特性的社交联系，它体现了人与人之间的深厚情谊。这种关系既包含身体上的亲近，也包含情感上的紧密相连，但并不强求两者兼备。例如，我们与挚友、亲人之间的亲密关系，就并非基于身体接触或性行为，而是基于深厚的信任和情感连接所建立的。值得注意的是，无性恋者同样能够体验到亲密感。他们往往把亲密关系建立在信任的基础上，在此关系中，他们能向他人展示自己脆弱和真实的一面。性关系可以成为亲密关系的一部分，但并非其不可或缺的核心要素。亲密关系更多地关乎于心灵的

契合、情感的交流以及相互的理解和支持。

性与情感：不同视角下的亲密与满足

性是一种复杂的体验，它融合了生理、心理等多种因素，而情感上的亲密在性体验中起着至关重要的作用。然而，这并不意味着我们只能和情投意合的人享受愉悦的性生活。实际上，即使与情感上不那么亲密的伴侣发生性行为，性体验也并不会因此而有显著的降低。

对有些人来说，与情感上不那么亲密的伴侣发生性行为会让他们感觉更加轻松。他们觉得，保持一定的情感距离或抑

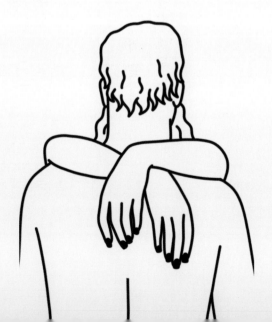

制过深的情感投入，能让他们在性关系中感到更加自在。这种情感上的自我保护，即使是潜意识的，也能帮助他们放下不少顾虑。当然，另外一些人持有不同观点。他们认为，唯有与熟悉且亲密的伴侣发生性关系，才能获得更为强烈的性满足。情感上的亲密对他们而言，是性需求满足的核心要素，不可或缺。这种亲密不仅极大地增强了性生活的愉悦感，更使他们在这个过程中体验到了更深层次的情感连接。

伴侣之间期望上的差异

当伴侣对性关系和亲密关系的期望一致时，双方往往能够和谐相处，少有困扰。然而，若期望之间存在差距，就有可能引发双方之间的问题。例如，如果我们试图通过性来表达吸引或爱意，但伴侣却未给出积极的回应，这种落差可能会导致我们心生疑虑，进而对双方的性体验产生负面影响。

明确自己的需求并及时与伴侣沟通，对于管理双方的期望至关重要。如果我们并不寻求情感上的亲密，那么应该坦诚地向伴侣表达这一点。相反，如果仅有一方渴望亲密关系，而另一方对此并无太高的期待，那么双方就很难同时感到开心和满足。尽管每个人对性关系和亲密关系的期望各不相同，但深入了解对方内心的真实想法，才是进一步有效沟通的关键。

人们可以在没有亲密关系的情况下发生性关系，也可以存在亲密关系但并不发生性关系。

对性生活完全不感兴趣，这样有没有问题？

每个人对于性生活的期待各不相同，这背后有多种原因。对一些人来说，性在他们的生活中本来就没那么重要。

对性生活的期待程度取决于多种因素，比如个人价值观、生理需求、心理状态等。对于一些人来说，他们本身对性就缺乏兴趣。而对于另一些人来说，他们正处于某些特殊时期，比如面临巨大压力、心事重重，或是身体抱恙，所以才将性看得没那么重要。处于这种时期的人，性欲往往会大幅下降，自然就不会把性看作头等大事。

无性恋与无浪漫倾向的解析

感受不到性吸引，这是无性恋者常常遇到的情况。无性恋是对同性或异性成员无法或者很难产生性爱的倾向。然而，这并不意味着无性恋者就完全不参与性活动，同样，无浪漫倾向者也可以有性生活。

无浪漫倾向者是指那些对他人不会或不易产生爱情以及建立浪漫关系的人。他们中的一些人可能同时也感受不到性吸引，而另一些人则可能仍然渴望发生性关系。公众对无浪漫倾向者常有一个误解，认为他们必定孤独且无法体验到爱。实际上，无浪漫倾向并不意味着缺乏感情或无法与他人建立深厚的联系。他们可能以不同的方式体验和表达感情，或者更加珍视友情、亲情等其他类型的情感关系，也可能将情感投入到自己的爱好或宠物上。

无性恋主要强调的是性吸引和性欲望的缺乏，而无浪漫倾向则主要强调的是浪漫情感和浪漫关系的缺失。虽然两者在定义上有所区别，但它们并不是完全互斥的。一个人可以同时是无性恋者和无浪漫倾向者，也可以只具备其中一种特征。

无性恋群体的多样性

  大众对无性恋群体普遍存在误解。实际上，无性恋群体内部同样存在多样性，每个成员有各自独特的喜好和欲望。在无性恋群体中，有些人对性爱持相对积极的态度，有些人持中立态度，还有一些人持完全消极的态度。为了更准确地描绘这一群体内部的细微差别，我们采用以下标签进行细分：

  •灰色无性恋者：很少感觉到或不能强烈感觉到性吸引的人。

  •半性恋者：需要和对方建立亲密的情感联系之后才能够感受到性吸引的人。

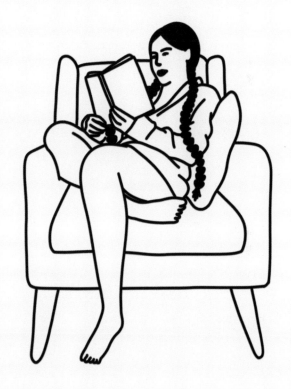

性技巧能提高吗？

有些人会有这样一种想法，那就是存在一种可以学习并且普遍适用的方法，能够帮助我们在性生活中表现得更好。

和其他生活技能一样，性技巧也需要通过学习和实践才能掌握。然而，学习性技巧并没有官方的指南，也并不意味着需要与多个性伴侣经历才能精通。实际上，性技巧是需要双方共同探索和学习的。在这个过程中，双方应遵循一些基本原则，包括尊重对方、友善交流、明确对方的真实感受，以及了解彼此的身体状况和喜好。

了解生殖器官的位置和功能有助于提升我们的性自信。但是，如果没有学会有效的沟通技巧，我们很难准确了解对方的喜好。因此，积极关注对方的感受，自信地提出问题，接受彼此的差异，并在没有个人偏见的情况下共同探索，这些都将为我们提高性技巧奠定一个良好的基础。

如果我们的性体验非常积极和正面，我们就会更加自信，也更愿意对未来的性体验持开放和接纳的态度。

性技巧是建立在尊重基础上的彼此探索。

什么是"性福"？

"性福"是爱情、婚姻和性生活三者良好结合的生活状态。

提升"性福"的关键在于多维度地理解和接纳性，这需要将我们对性的认知与自我认知融合起来。当我们做到这一点时，我们就更有可能在性生活中体验到自信、快乐和舒适。

• 拓宽思考的角度。反思是什么塑造了我们对性的看法，以及我们是否对性爱持有狭隘的理解。这样的反思能够激发我们的好奇心，有助于激活大脑的奖赏系统，从而更好地探索自己的身心。

• 留意内心的声音。我们习惯于自我批评，但在性方面，我们应该学会对自己更加宽容。当注意到内心有消极的想法时，我们要及时制止，并问自己这个消极想法是从何而来的，然后思考是否有另外一种更积极的思考方式。

• 识别并克服那些阻碍我们享受性愉悦的因素。比如，如果你发现自己在性生活中经常分心，那么就需要思考如何提升专注力。如果现在的性生活让你感到不适，那么可以探索一些改善方法，比如使用润滑剂来增加舒适度。只有当我们能够坦然面对性话题，而不是支支吾吾、遮遮掩掩时，我们才能正视自己的需求，并努力提升性技巧。

• 与自己的身体建立紧密联系非常重要。通过关爱身体，庆祝它所能带来的愉悦感，我们可以进一步增强性自信。

• 接纳自己是提升"性福"的关键一步。每个人的欲望和需求都是独特的，所以我们应该避免因为自己的需求过高或过低而感到羞耻。当我们能够真心接受自己时，我们就能更真实地表达自己，从而在身心层面都能得到更愉悦的性体验。

关于性的常见疑问

　　性，这一既单纯又复杂的体验，并非孤立于性行为本身。它深受我们生活环境的影响，并会随着环境的变化而变化。无论是生活中的起伏，还是个人境遇的高低，都会给我们的生活带来影响。深刻理解"性"这一概念背后所蕴含的意义，有助于我们更加敏锐地感知周围环境的变化，以及这些变化如何影响着我们的性生活。此外，关注自己的情绪，细心体会身体如何感受愉悦，以及性欲是如何被激发的，这些都有助于我们更深入地探索自己的身体，进而接纳并适应生活中的种种变化。

哪些因素会影响性体验？

很多人对性的关注点集中在肉体结合上，实际上，我们的大脑才是性体验的核心所在，性动机具有改变和优化这种体验的潜力。

2007年，心理学家大卫·巴斯与辛迪·梅斯顿合作发表了一份研究报告——《人类为什么要有性爱？》。在这项研究中，他们对450名男性和女性进行了关于性动机的调查。受访者给出了多达237种各不相同的理由，这些理由包括渴望情感上的联系、希望被需要、想要体验性高潮以及缓解压力等。尽管每个人的性动机各不相同，但普遍集中在自发的欲望上。实际上，我们的想法决定了我们的经历并塑造了我们的性体验。

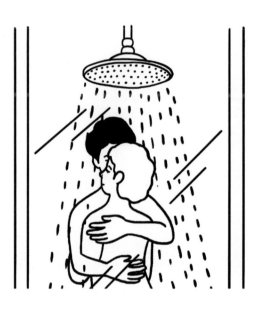

对于性体验，我们不仅仅要关注行为本身，更重要的是要思考这种行为背后的动机。

影响性体验的种种因素

心情、环境等因素都会对性体验产生一定影响。如果我们处于一个安全、私密的环境，并且此刻感到很放松，那么我们往往愿意营造浪漫的氛围，与伴侣共享一场惬意时光。然而，如果我们受到工作等外界因素的干扰，就可能会分散注意力，无法像平常那样对伴侣敞开心扉或做出积极的回应。

性体验产生波动的原因

我们在生活中所经历的一切（包括两人关系的变化），都会对我们的性体验产生影响。

通常，在伴侣关系的初期阶段，双方都怀有强烈的欲望。这时，由于自发性欲望的驱使，性行为的频率往往会增加。这是表达彼此兴趣、加深双方情感纽带的一种方式。

然而，如果伴侣之间出现信任危机，或者有一方背叛导致关系逐渐疏远，性行为有时也可能成为双方重新建立联系的一种尝试。尽管性行为有时能让双方破镜重圆，但也有可能无法挽回关系。在这种情况下发生性关系时，伴侣通常会更加关注对方的反应，以此来洞悉对方的内心感受。

当性生活有了目的性

当夫妻双方渴望怀孕时，性生活便有了明确的目的性。起初，这种期待常常让双方感到兴奋并满怀期待，从而成为推动性行为发生的积极因素。然而，若性生活过度聚焦于排卵和受孕，就可能给双方带来压力。特别是当怀孕的时间比预期的要长，或者女方曾经历流产或者面临其他生育难题时，焦虑情绪便会悄然而生。此时，原本轻松愉悦的性行为可能会变成一种功利性的手段，进而影响双方的快感和亲密度。

为了缓解这种压力，夫妻双方可以有意地将注意力转移到享受性生活的愉悦上，而不是仅仅将性行为视为一个以目标为导向的任务。

我可以要求伴侣等待吗？

我们经常认为性关系应该在某个特定时刻才能发生。然而，摆脱上述传统观念，有助于我们更加关注自己的真实喜好并做出自主选择。

决定与某人发生性关系是个人自主的选择，不应受到任何形式的强迫，这必须建立在双方完全自愿和明确同意的基础上（详见第10页）。性行为应当在双方达成一致的前提下进行，而非仅仅为了实现某个特定目标。

结合个人的具体情况

虽然何时与他人发生性关系会受到诸多因素的影响，但最终的决定权仍掌握在我们自己手中。发生性关系的时机也和我们所处的阶段有关。比如，在刚经历分手还没从伤心中走出来的人，他在寻找新伴侣时自然会更加谨慎。这种谨慎的态度可以从大脑处理痛苦的方式中找到解释。虽然大脑对情绪上的痛苦和对身体上的疼痛的处理有所不同，但两种处理机制之间存在显著的重叠。具体而言，无论是情绪带来的痛苦还是身体带来的疼痛，都会激活大脑中的岛叶和扣带回区域。这有助于解释为什么情感创伤有时会带来身体上的疼痛，以及为什么在经历了情感创伤后，人们往往会保持谨慎的心理状态，因为大脑会发出信号让人远离潜在的危险。

当身体发生了变化

如果身体发生了变化，就应该评估自己是否已经准备好进行性行为。比如，在妻子分娩之后，夫妻双方需要共同商议并决定何时恢复性生活。对于残疾人来说，可能需要调整性交姿势或采用辅助工具来满足其性需求。

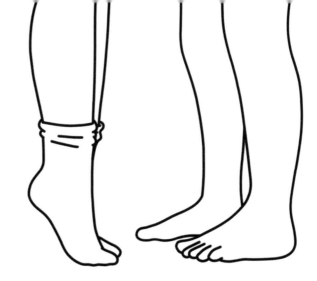

当时机成熟之际

虽然与新伴侣发生性关系的心理准备时间会受外界因素和个人经历的影响，但这件事没有固定的公式可以计算，而且两人的相处也在发生变化。例如，当你与某人心意相通，愿意与其深入交流，并且他的陪伴让你更加自信时，你可能会持有更开放的心态，准备好与这个人发生性关系。然而，这个时间点并非预先设定好的，只能在感受到的当下做出决定。当然，即使有了强烈的意愿，你也有权在任何时候选择停止。性关系中的同意原则意味着你可以随时改变主意。

在发生性关系之前，双方应该坦诚地交流彼此对性爱的理解以及过去的性生活经历。例如，如果女方之前对插入式性交感到疼痛，那么尝试探索非插入式的性行为可能有助于增强她的自信心。

和伴侣发生性关系，没有所谓的最佳时机。

我的性爱频率够吗？

许多人错误地将性爱频率的高低视为衡量其性生活好坏的主要标准。然而，性爱频率的高低并不能直接代表性体验的好坏。

有些人认为，计算性爱频率是衡量性生活水平最简单、最直接的方式。实际上，性爱频率并非衡量性生活质量的标准之一。真正重要的是关注性生活的质量而非数量，这样才能获得更加满意的性体验。仅在特定情况下，如双方性欲存在差异或对当前性生活的满意度有分歧时，才需要特别关注性爱频率问题。

衡量标准是什么？

通常，以频率作为唯一标准来衡量性生活质量是过于简化的做法，这引发我们深思：究竟什么才是更为全面和准确的衡量标准？如果仅依据性爱频率来判断，那么那些不拘泥于传统模式的情侣的性体验是否就被忽视了？或者，像虚拟性爱这样的新兴形式，是否就无法得到合理的评价？对性行为过于狭隘的定义，可能会让我们错过很多既有意义又令人愉悦的性体验。因此，我们应该以更开放的心态来理解和评价性生活。

讽刺的是，人们常常因为过分关注频率而忽略了质量的重要性。实际上，性体验的愉悦感越强烈，就越能激发更频繁的性行为。当我们沉浸在美好的性体验中时，我们会渴望再次重温那种愉悦，这种强烈的冲动会让我们与伴侣产生更多的互动与共鸣。这种基于感受而萌发的欲望通常称作反应性欲望。

而且，性爱频率这一"标准"完全忽视了个人主观体验的差异。此外，自慰是大多数人能享受到的一种获得"性福"感的快乐方式，即便是有伴侣的人也不例外。

那么，性爱频率到底重要吗？

虽然性爱频率并不是衡量性生活是否充实的唯一标准，但有调查发现，近二十年来，夫妻间性爱频率的降低已成为一种趋势，甚至有人用"性衰退""性枯竭"等词来描述这种现象。然而，也有人对此提出不同看法，认为上述研究过于关注插入式性交行为。因此，关于人们性爱频率究竟是提高还是降低了，目前并没有一个明确的结论。值得一提的是，智能手机的普及确实分散了人们的注意力。

当然，科技对性生活的影响并非全是负面的。有些人通过虚拟性爱找到了适合自己的性生活方式，并享受到了快感。对于异地伴侣来说，科技更是成为他们维持性关系的有力工具。

与伴侣沟通的建议

如果你想和伴侣讨论性爱频率的问题，切记要避免将责任归咎于对方。从心理学角度来看，在交流时使用"我"这个字能更好地表达个人感受并体现责任感。例如，你可以说："上次在一起时，我感觉和你更亲近了。""如果我们没有定期享受性生活，我会担心我们的关系。""我们俩最近都挺忙，这周末要不要一起过个二人世界？"这样的交流方式更能传达出你对亲密关系和性关系的渴望。

性生活是一种主观体验，我们无法客观衡量。

身有残疾会影响性生活吗?

关于残疾是否会影响性生活,这一话题一直存在诸多
争议。实际上,我们对残疾人与性爱之间的关系存在诸多
误解和偏见。

残疾以多种形式存在,其影响既包括身体层面也包括精
神层面。有些残疾一目了然,而有些则难以察觉。对于残疾
人而言,残疾不仅可能影响他们的身体健康和日常活动能
力,还可能对他们的心理、社交等多个方面产生深远影响。
每个残疾人都有特定的社会文化背景,这种背景对他们的生
活(包括性生活)会产生重要影响。因此,我们不能仅凭主
观臆断来评判残疾人的性生活状况,而应该通过深入交流,
真正了解他们性生活的实际情况。

在残疾背景下的性爱导航

残疾人的日常体验与性生活深受个人具体情况的影响。
有些人是天生残疾,有些人是后天原因所致,还有些人则是
因患有渐进性疾病而逐渐变为残疾人。面对这些不同的情
况,残疾人需要适应身体的变化,灵活调整自己的性生活。
然而,社会中存在的对残疾人的歧视,给他们的情感和心理
带来了沉重的负担。这种歧视不仅伤害了他们的自尊,还可
能导致他们在性生活方面遭遇更多的困扰。除此之外,残疾
人还可能会面临隐私缺失的尴尬处境,比如在发生性行为时
需要照顾者在场协助。这无疑进一步增加了他们在性生活方
面的挑战。因此,我们应该更加关注残疾人的性需求和尊重
他们的隐私,努力为他们创造一个更加包容的社会环境。

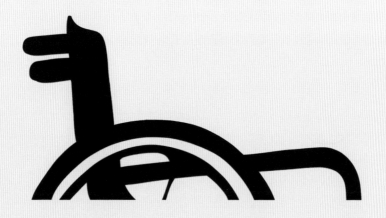

无济于事的假设

许多人常常从非残疾人的角度出发，错误地假设残疾人没有性需求，这种假设实际上给残疾人享受性生活带来了不必要的障碍。这显然忽略了一个基本事实：残疾人同样有性需求，也渴望与他人建立性关系。尽管某些残疾状况可能会使得一些特定姿势的性行为难以实现（或者需要借助辅助工具才能实现），但这并不妨碍他们享受性生活的乐趣。事实上，每个人都有自己的性生活方式，最重要的是找到最适合自己的方式。

辅助工具

长期以来，关于残疾人与性爱的话题一直鲜少被公开讨论，这导致许多成人用品设计者未能充分考虑残疾人的性需求和愉悦感，从而使残疾人在面对这些障碍时感到沮丧。

然而，随着产品设计的不断进步和公众意识的日益提升，越来越多的辅助工具应运而生。比如，对于行动不便、需要坐轮椅的残疾人，性爱椅和升降机的出现，使他们能够与伴侣一起尝试更多样化的性交姿势。不仅如此，专为残疾人设计的情趣玩具也早已问世，并受到了他们的欢迎。

只有我受到了性功能障碍的困扰吗?

对于那些遭遇性功能障碍的人来说,他们最大的担忧是害怕自己的性生活陷入无药可救的深渊,同时还担心只有自己面临这样的问题。

患有性功能障碍(如勃起功能障碍、性交痛)的人,往往担心自己的性功能是否异常,还会担心这些问题只有自己存在。然而,研究显示,性功能障碍是一类常见的疾病,大多数人在生命的某个阶段会遇到性方面的挑战。正如个人的健康状况和幸福水平并非总是持续向好,有时也会有所波动,性功能同样也会有起伏。性功能障碍不仅仅是个人问题,其成因涉及心理、社会等多种因素。因为羞于探讨这些问题,所以在遇到性功能障碍时,人们往往感到挫败。性知识缺乏也是导致性功能障碍的重要因素。

寻求帮助时的困境

我们在身体受伤时的感受和在性方面遭遇问题的感受大不相同。当身体受伤或生病时,他人往往能轻易察觉,我们也更

连锁反应

下面图表中的数据来源于在英国开展的第三次全国性态度及生活方式的调查。调查反映了搁置性功能障碍这个问题对我们性生活的影响。

■ 在过去一年有过性生活的女性中,13%的人会由于性功能障碍多次拒绝同房。

■ 在过去一年有过性生活的男性中,11%的人会由于性功能障碍多次拒绝同房。

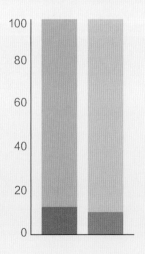

愿意主动寻求帮助。然而，在性生活方面遇到问题时，一种难以启齿的羞耻感却常常阻碍我们向外界求助。尽管社会在不断进步，性话题的谈论也日趋普遍，但性健康仍然未得到足够的重视，这导致不同人群对性的理解存在显著差异，进而加剧了问题的复杂性。

有研究显示，随着年龄的增长，我们对性相关问题的担忧会逐渐减轻。英国全国性态度及生活方式调查的结果表明，尽管随着年龄增长，人们可能会遇到更多的性功能障碍，但因此感到的困扰却在减少。这表明，随着年龄的增长，我们对性相关问题的看法逐渐趋于正常，从而在心理上感觉更有能力去应对。这一现象再次证明了社会影响在塑造个人的自我认知方面所起的关键作用。

性功能障碍所带来的常见困扰就是让人感到羞耻和孤独。

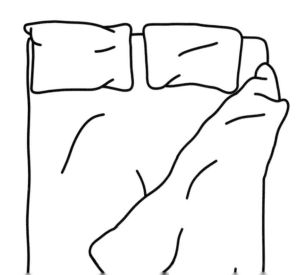

我的性生活"正常"吗？

一提起性爱，很多人脑子里都会想到"正常"二字："正常"的性爱频率是多少？"正常"的性行为要持续多久？

被接纳并融入群体是人类的生存本能。从进化的角度看，成为集体的一员能显著提高个体的生存概率。归属感具有强大的吸引力，驱使我们追求成为"正常人"，以此避免被集体排斥的风险。这种担忧是切实存在的，因为被集体排斥确实会对我们的情绪、认知及心理健康产生不良影响。

在性方面，我们对"正常"有着强烈的追求。许多人认为，一旦被他人视为"不正常"，就意味着自己存在某种问题。这种对"正常"的渴望不仅影响着我们的自身感受，也影响着我们与他人分享自己身体的能力。

"应该去做"的准则

在性方面，我们的行为往往更多的是基于自认为"应该去做"的准则，而非内心真正的渴望。这种心理状态能够解释为何许多人会勉强自己和对方发生性行为，同时也解释了为何那些遵循内心真实欲望、不迎合他人期待的人往往能享受更加满意的性生活。

我们的性生活常常受到"应该"这一观念的影响，这一观念可能源于文化、宗教或家庭。它们有意或无意地塑造着我们对性行为的看法和期望，以及我们与伴侣之间的性生活方式。若能意识到这些"应该"的观念并不总是代表自己真实的想法，我们就能更加自由地探索欢愉之道。摆脱"应该"观念的束缚，不仅有助于提升我们的性生活质量，还能促进整体的身心健康。

我们的性行为通常受到由文化背景所塑造的"性脚本"的指引。性脚本界定了哪些行为是合适的，哪些行为是不合适的，它像一本指南一样指导我们如何思考和感受性，以及如何进行性行为。许多人心中存在这样一种观念：偏离这本"指南"可能会带来不良后果，因此我们将它作为衡量自己是否"正常"的标准。当谈及性方面的担忧时，许多人会问："我是正常的吗？"

质疑性脚本

很多人从未对自己的性脚本产生过质疑。为了更深入地了解自己，我们不妨尝试将性生活中那些不成文的规则写下来，这或许会对我们有所启发。我们可以思考以下问题：我认为性应该包含哪些要素？性行为是否必须用特定的方式来完成？性生活质量受哪些因素影响？一次性行为应该持续多久？是否应该追求同时达到性高潮？是否应该了解伴侣的喜好？是否应该清楚自己在做什么？在回答完这些问题后，再回头问问自己：为什么会有这样的想法？这些想法是从何而来的？这样的想法真的适合我吗？

重新编写自己的性脚本，能够让我们以全新的视角去看待性。例如，如果你目前正受到勃起功能障碍或性交痛等问题的困扰，不妨问问自己，是否被"正确"的性观念所束缚，而忽略了性快感？此外，你的性脚本是否过于刻板，让你无法尝试内心真正渴望的事情？如果我们在性生活中总是纠结于自己是否"正常"，就有可能会违背内心的直觉，导致性体验变得乏味且停滞不前。实际上，性生活的形式是多种多样的，并没有什么"正常"或"不正常"的标准。

不同的性生活方式，反映出每个人不同的情况。

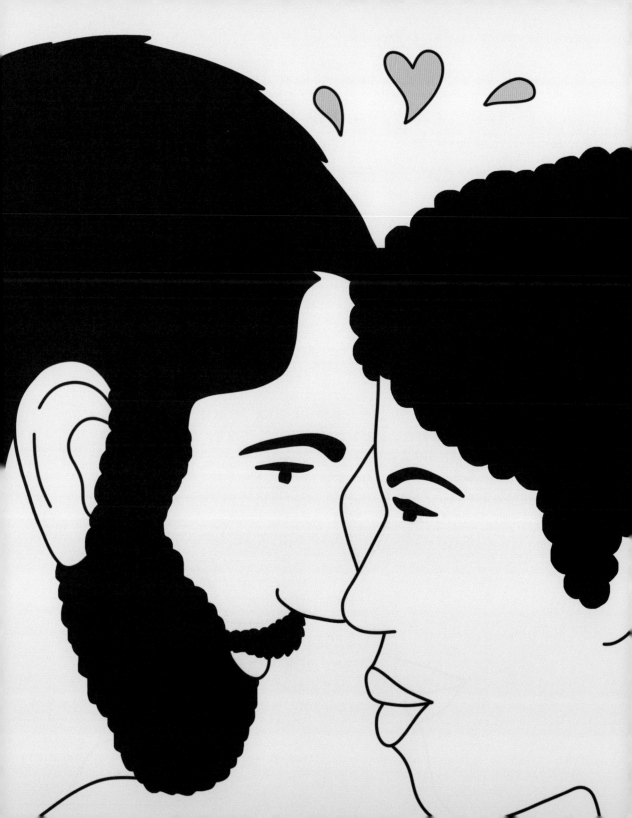

在发生性行为之后感到脆弱，这有问题吗？

性行为有时让人感到脆弱，特别是当我们将其视为双方身体接触、情感连接以及心意相通的一种方式时。

我们的生理结构使得性行为成为一种建立情感连接的方式，因为在性行为过程中，催产素和内啡肽的释放让我们更加依赖对方。即使是"一夜情"，也会激活大脑中的某些区域，并促使一些神经递质的释放，从而使我们在那一刻感受到与对方的短暂亲密。

有些人会在性行为过程中或者结束之后流泪。尽管目前尚无确凿的科学理论来解释这一现象，但存在以下不同观点对此进行阐释：流泪可能是人体对强烈情感体验的一种反应；性活动中激素水平的波动可能刺激了泪腺，从而引发流泪。相关研究显示，因情绪激发而流出的眼泪，其成分与因外部刺激导致的眼泪有所不同，前者含有更高水平的"压力激素"。

重新定义"脆弱"

许多人认为"脆弱"是性格上的弱点，但有些专家对此观点持不同意见。他们重新定义了"脆弱"，认为脆弱是一种力量，能够激发别人更多的同情心，并促进更深层次亲密关系的形成。

当我们向伴侣真诚地展现自我时，两人之间的亲密感会自然而然地加深。深情的眼神交流、温柔的抚摸以及高潮的到来，能让两人的身心达到前所未有的融合。与伴侣一同体验这种失控的感觉，实际上是一种极其深刻的连接方式，因为在这种时刻，两人之间的界限变得模糊，仿佛融为一体。当全然释放自我时，我们就能无拘无束地享受愉悦，不会在意他人对自己的看法。此时，内心的脆弱也容易一涌而出。

性交后烦躁症

在性行为结束后，有些人会产生悲伤、焦虑、哭泣、发怒等情绪反应，这种表现叫作"性交后烦躁症"。虽然关于性交后烦躁症尚需进一步深入研究，但2015年的一项研究报告指出，至少46%的女性曾经历过性交后烦躁症；而2019年的另一项研究则发现，有41%的男性也曾受过这种情绪的影响。

什么是愉悦？

愉悦是我们生活中的一大动力源泉。虽然愉悦的来源因人而异，有的人从寻求刺激中获得愉悦，有的人则从日常简单的活动中获得，但无论愉悦的源头是什么，我们都喜欢那些能让我们感到开心的事情。

通过基因学、生物学的知识，结合个人的学习和经验，我们逐渐了解到什么能带给我们愉悦，而我们体验愉悦的方式则深受社会、文化和环境等多重因素的影响。

我们的思考方式在很大程度上决定了我们如何追求愉悦。在设定目标时，我们通常会权衡利弊，并考虑决策可能带来的长远后果。然而，冒险精神和个人习惯也会在我们的决策过程中产生重要影响，这导致我们有时会冲动行事，做出更多基于即时满足而非长远利益的决策。享乐主义者往往将追求即时的快乐视为人生的主要目标。就性而言，当我们认为性行为能带给我们愉悦感时，这种对愉悦的追求就会成为激励我们参与性行为的一大动力。

多巴胺的作用

多巴胺作为一种重要的神经递质，对我们的愉悦感受起着核心的调节作用。每当我们对某件事满怀期待或是正在享受愉悦的时刻，多巴胺就会在我们体内悄然释放。特别是在经历那些令人心满意足的性行为时，大脑内的奖赏环路（包括中脑边缘多巴胺通路和中脑皮质多巴胺通路）会被显著激活，从而让我们更加沉浸于愉悦之中。此外，多巴胺还会激励我们再次追寻和体验更多的乐趣。

关于愉悦和痛苦的复杂机制

从生理学的角度来看，散布在身体各个部位的神经末梢能给我们带来愉悦或痛苦的体验。大脑通过神经系统来接收并处理这些感觉，区分出哪些是积极的、令人愉悦的，哪些是消极的、令人不悦的。然而，这一处理过程还受到我们所处的社会环境以及自我认知的影响。所以有时候会出现这种情况，尽管某项活动在身体上带给了我们愉悦感，但在心理上却让我们感到不适。只有当我们的身体感受与心理状态达到和谐统一时，这种愉悦感才能被推向更高的层次。

奖赏环路

人脑内负责进行奖赏加工的神经环路，又称奖赏系统。狭义的奖赏环路通常指中脑边缘多巴胺系统，该系统包括以下两条多巴胺投射通路。

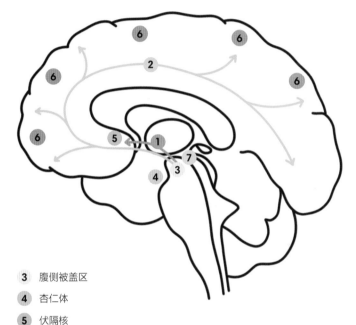

① 中脑边缘多巴胺通路：多巴胺由腹侧被盖区（VTA）投射至伏隔核，研究表明，该通路对奖赏加工具有核心作用。

② 中脑皮质多巴胺通路：多巴胺由VTA投射至额叶皮质，该通路在个体认知功能及情绪调控中起重要作用。

3 腹侧被盖区
4 杏仁体
5 伏隔核
6 大脑皮质
7 海马体

作为奖赏性质的神经递质，多巴胺鼓励我们重复快感体验。

怎么挑选情趣用品？

情趣用品往往能给人们的性生活带来新颖的感受和体验。熟悉当前市场上在售的各类情趣用品，将有助于我们挑选出最适合自己的产品。

情趣用品的出现是为了给人们带来额外的快感体验。有些人会担忧，使用情趣用品是否暗示自己的性生活不够丰富或对伴侣存在不满。实际上，情趣用品不仅能提供新颖、独特的感受，还能让我们学到一些可以与伴侣共同尝试的新技巧。对于那些难以达到性高潮的人来说，情趣用品能帮助他们更加专注于性体验，从而获得更好的效果。

情趣用品的选择与使用指南

•震动棒这种用品能带来强烈的快感，不仅适用于私密部位，还可以用于全身，能为女性带来与众不同的体验。

•吸盘式情趣玩具可以牢固地吸附在墙壁上面，为愿意尝试的人增添更多乐趣。

•除了常见的情趣用品，还有为特定群体设计的情趣用品，如为残疾人设计的情趣用品。

•选择安全的材质。在挑选情趣用品时，要确保所选材料对身体无害，绝不含有邻苯二甲酸酯这种增塑剂。同时要选择无孔隙的材质（如硅胶），以避免孔隙中藏污纳垢，从而防止疾病的传播。

•及时清洗。使用过后，记得及时清洗，以防止细菌的滋生。如果玩具已经用于后庭，再想用于其他部位时，请务必先清洗干净。

•在使用各种用品时，建议搭配使用水基润滑剂，因为硅基润滑剂容易损坏硅胶制品，而油基润滑剂不易清洗。选择水基润滑剂，有助于确保情趣用品的完好无损，让你在使用过程中更加安心。

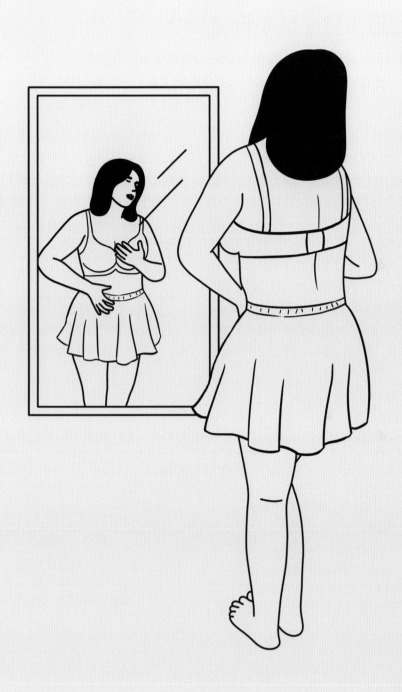

如何避免性生活走向乏味？

性生活的满足和乏味之间的区别在于，前者让你深感满意，而后者让你深感不满。

性生活走进乏味期，就像车轮陷入了车辙，难以继续前行。当你察觉自己性生活的方式长期保持不变，缺乏激情，而你也因此十分苦恼时，这往往意味着你的性生活已经进入了乏味期。对很多伴侣来说，原有的性生活方式难以打破。他们常常因为羞于讨论性话题而不敢提出尝试新方式的想法，但这种心理反而加剧了他们被既有模式所束缚的感觉。其实，性生活进入乏味期并不少见，重要的是一旦发现这种情况，我们应该如何应对。

识别习惯化的性行为

缺乏好奇心会限制我们的学习潜力。在伴侣关系中，一个常见的误区是我们以为对伴侣的喜好了如指掌，而事实并非如此。性行为之所以容易变得机械化，是因为随着这些行为的不断重复，我们的反应

走出性生活乏味期

和伴侣一起，按照以下几个步骤，为你们的性生活带来改变吧！

第1步：有意识地解决问题

和伴侣展开关于调整性生活方式的对话。对话过程中应明确表达自身感受，而不要指责对方以免矛盾升级。

第2步：推动改变

明确你想要尝试哪种性行为以及这种尝试背后的理由，这有助于得到对方的理解，推动改变。

强度会逐渐减弱，这一过程被称为"习惯化"。尽管习惯化有助于我们减少对重复刺激（如噪音）的过度反应，但在性生活方面却并非好事。

为了打破性生活中的习惯化，我们需要有意识地采取行动来促进改变。通过实施一些细微而巧妙的调整，从而发现自己和伴侣之间的新惊喜。比如下面步骤3中提到的方法，它可以增强我们的性自信，鼓励我们勇敢探索未知领域。

一旦我们摆脱既定思维的桎梏，就会眼前一亮，发现前所未有的多样选择。我们能够大胆尝试，不再受限于既定的步骤或顺序。从神经科学的角度来看，新体验所激发的多巴胺释放，如同一股强大的驱动力，促使我们渴望再次体验那份新奇与愉悦，从而点燃内心的欲望之火。这股力量能够帮助我们获得更加丰富多彩的性体验。

第3步：小步尝试

做一些双方达成共识的细微改变更有可能取得成功，比如调整灯光、着装等细节。探索各种可能性时要保持清晰的沟通，如："我想试个新姿势，你愿意吗？"

第4步：保持灵活性

当伴侣表达抵触情绪时，你要和对方积极沟通，愿意根据对方感受调整，确保对方感受到了尊重。记得任何人都有拒绝的权利。

性幻想能提升性体验吗？

想象力和好奇心是人的本能。在性活动过程中，脑海中涌现出各种天马行空的想法是再正常不过的现象，这些想法有时会带来积极的效果。

根据美国心理学家贾斯汀·勒米勒的一项研究表明，高达97%的人有过性幻想，并且很多人会频繁地产生这样的幻想。然而，我们常常会因为自己的性幻想而感到不必要的羞愧，这种羞愧感将性与羞耻联系在一起，对性生活产生了不利影响。

一种提升性体验的有效方法

当我们沉浸于丰富的性幻想之中时，这些幻想能为我们带来新鲜感，且无须在身体上做出任何实质性的新尝试。性幻想就像一把开启性爱思考的钥匙，能将我们的思绪引领至那个浪漫而充满激情的世界。一旦性欲被成功唤起，我们便能感到一种本能的反应，从而让内心的情感与欲望得以尽情释放。

事实上，性幻想的出现并不意味着两人的性生活存在问题（除非你确实对当前的性生活感到不满意）。很多人认为，只要与心爱的人在一起，对方就能满足自己的所有需求。所以，有些人可能会错误地认为性幻想的出现是因为性生活出了状况。

勒米勒的研究还揭示了一个有趣的现象：高达90%的人表示，在与某人成为伴侣之前，曾对其产生过性幻想；此外，情侣之间分享这些性幻想能够加深亲密感。当然，如果伴侣之间没有分享彼此的幻想，这并不意味着他们对将幻想付诸现实没有兴趣，而只是说明幻想与现实在本质上是不同的。对许多人而言，性幻想能让他们在脑海中探索性生活的各种可能性，而这并不牵涉到其他任何人，也不意味着他们一定要将这些幻想变为现实。

性幻想有什么特殊含义吗？

我们往往容易对自己的性幻想进行过度解读，并因此消耗了很多精力，这显然是不明智的。特别是出现性幻想时，内心总会响起自我批评的声音——当然，并不是所有人都会这样。一项研究表明，我们的脑海中每天会闪过超6000个念头，这一事实提醒我们，或许更应该关注如何以积极健康的态度去接纳和处理这些想法。

有时，我们的幻想与经历过的事情有关，无论是在性方面还是其他方面。这种关联源于特定的行为、地点或人物，使这些记忆可以反复回味，从而让我们再次体验。在幻想中，熟悉感起着关键作用，尤其那些反复出现的场景，它们能给我们带来放松和安心的感觉。同时，我们可能会对激起我们强烈情感的人产生幻想，包括那些非常厌恶的人。有时，我们也会产生与现实生活毫无关联的幻想，而这些幻想并不具有什么深刻的意义。有时幻想会揭示我们的内在需求，而有时它们仅仅反映了我们想象力的局限性。

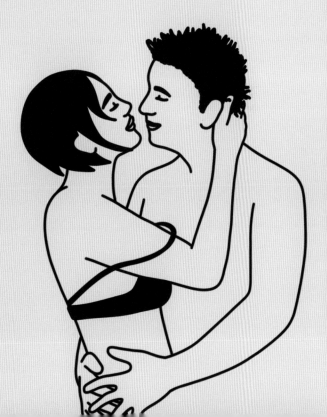

身体知识

　　了解身体结构，能够准确运用术语来描述身体各部位，并知道这些部位在性交过程中的具体作用，这对维护我们的性健康具有重要意义。本章将重点介绍身体部位的相关知识。通过阅读本章，你将了解到以下内容：在性唤起和性高潮阶段，大脑与身体所经历的具体变化；人体内各种激素水平的变化对性生活产生的影响；等等。掌握这些信息，将帮助你及时发现性生活中潜在的问题，并增强你寻求专业帮助的信心。

为什么了解自己的身体有益于我们的性生活？

我们对于自己身体的认知程度会影响性生活的诸多方面。很多人会认为，我们每天都接触自己的身体，当然对它一清二楚了，但事实并非如此。

对自己身体了解程度的深浅会直接影响我们性体验的好坏，而大多数人没有意识到这一点。当我们越了解自己的身体，我们就越容易探索到令自己愉悦的行为，而这些都是建立性自信的基础。例如，在自我探索的过程中，我们能够发现自己喜欢的感觉，并因此更加自信地与伴侣进行沟通。或者，如果我们的身体发生了变化（比如生病或分娩），花时间去探索这些变化会有助于我们重新认识自己。

学习更多关于身体的知识

学习更多关于身体的知识有助于提高我们的健康素养，也就是个人获取和理解健康信息，并运用这些信息维护和促进自身健康的能力。拥有健康素养能让我们在关键时刻做出明智的决策，比如如何保护自己免受性传播疾病的感染、如何避免意外怀孕等，从而对自己的性健康负责。

尽管如此，一再有研究表明我们对于自己的身体知之甚少。美国一针对向2000名女性的调查结果显示，近25%的受访者无法准确识别阴道，另有46%的受访者无法说出宫颈口的大体位置。与此同时，关于勃起功能障碍和性交痛等疾病的谣言也在不断传播。这些都表明我们接受的性教育是不够的。2021年，英国性教育论坛发起的一项面向1000名年轻人的调查结果显示，只有接近35%的受访者给自己的性教育课程评级为"好"或"很好"。生活中，很多人使用错误的术语来描述我们生殖器的某个部位。另有研究数据显示，由于许多人对性话题存在羞耻或尴尬情绪，他们往往会推迟寻求关于性相关问题的专业建议。当我们谈及生殖器时，我们往往不被鼓励去探索自己的身体或对其产生好奇心。然而，认识并消除这些阻碍我们了解自己身体的因素，将帮助我们重建与身体之间的健康关系，充分享受身体带来的愉悦感。

我的下面发育得"正常"吗？

每个人的外貌、体型都存在差异，这是非常普遍且正常的情况。然而，当话题转向生殖器时，许多人常常会好奇自己的这些部位的外观是否达到了某种"正常"的标准。实际上，并不存在一个普遍适用的标准来衡量生殖器的外观。

我们身体的各个部位在某种意义上均可被视为与性有关，但最直接关联于性行为的部位是生殖器。很多人对生殖器知识的了解较为匮乏，因此在接触到一些不切实际的信息后，容易对自己生殖器的外形、大小等方面产生不必要的焦虑或担忧。人类的生殖器在肤色、形状、大小等方面均存在多样性。进入青春期后，外生殖器还会经历一系列变化。

• 每个女性的外阴（详见第56页）外观都是独一无二的。阴唇的长度和厚度多种多样，而阴蒂（详见第60页）可能裸露在外，也可能隐藏在阴蒂包皮之下。有些人对自己的外阴形态感到尴尬或不安。当前，一项名为阴唇整形的医美手术发展迅速，其目的就是通过改变阴唇的外观，使其更加符合一般审美标准中的外阴形态。

• 阴茎（详见第62页）的长度、粗细以及形状均存在个体差异。对于包皮过长的阴茎，可以通过包皮环切术来治疗。

• 通常，生殖器的肤色相较于身体其他部位会更深一些，这是由于生殖器内含有更高密度的黑色素细胞。这些黑色素细胞对性激素具有较高的敏感性。此外，在性唤起阶段，由于生殖器周围血流量的增加，生殖器可能会出现暂时性的颜色加深。

• 阴毛的粗细、数量以及颜色在不同个体间存在很大的差异。

关于生殖器健康，关键在于清晰了解自身生殖器的正常状态，以便在出现任何异常变化时，能够及时识别问题所在，并在需要时寻求专业医生的建议。

是"阴道"还是"外阴"？

许多人对"外阴"与"阴道"这两个术语存在混淆，常常错误地将它们互换使用。准确了解生殖器各部位的名称和位置，对于深入理解其结构和功能至关重要。

在日常交流中，人们往往倾向于用"阴道"（vagina）一词来泛指"外阴"（vulva）。这种叫法实际上是不准确的，它过于强调性交中的阴道这一区域，却忽视了阴蒂头等外阴部位的重要性。其实，阴蒂头正是大多数女性表示能够获得性快感的关键所在。此外，这种不准确的叫法还可能导致女性在描述自己身体部位时出现困难，无论是在就医咨询时还是在享受性愉悦的过程中。

由于生殖器中有些部分不易直接观察，特别是体内的阴道等结构，因此，我们可以利用镜子去探索。这不仅有助于我们更好地熟悉自己的身体，而且还有助于判断自己的生殖器是否健康。

外阴

外阴指女性生殖器的外露部分，它包括阴道口但不包括阴道。

1. 阴道口
2. 阴阜
3. 小阴唇
4. 大阴唇
5. 阴蒂头
6. 阴蒂包皮
7. 尿道口

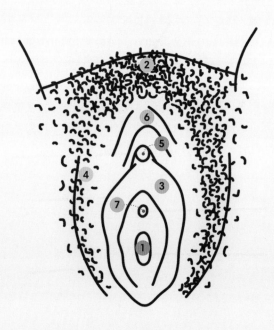

•阴道口

它是女性尿道口后下方的阴道开口。大小可以变化，在性交时可轻度扩张，当分娩时可极度扩张。

•阴阜

它是耻骨联合前方的圆形隆起。女孩子到了青春期发育的时候，阴阜上的皮肤会开始生长阴毛。阴阜在性交时起支撑和减震缓冲作用。轻轻抚摸或揉捏阴阜可以起到性刺激的作用，男女阴阜互相摩擦可以使女性产生性快感。

•小阴唇

它是位于大阴唇内侧的一对片状皮肤皱襞。相较于大阴唇，小阴唇更薄更敏感，褶皱也更为丰富。小阴唇的长度和外观在个体之间存在显著差异，且两瓣小阴唇往往并非完全一致，也不是完全对称的。在性学领域，大小阴唇常被形象地比喻为姐妹关系，而非双胞胎关系。小阴唇的表面湿润、无毛，富含神经末梢。在性唤起阶段，流经小阴唇的血流会增加，导致其颜色发生变化，同时变得更为厚实和敏感。此时，适当的抚摸可能会带来更为强烈的性快感。

•大阴唇

它是邻近两股内侧一对纵行隆起的皮肤皱襞，自阴阜向后伸展至会阴。大阴唇外侧面为皮肤，青春期后有色素沉着和阴毛；大阴唇内侧面湿润似黏膜。抚摸大阴唇也会带来一定的性刺激。此外，大阴唇还承担着保护外阴中更为脆弱区域（如小阴唇和阴道口等）的职责。

•阴蒂头

它是露出表面的阴蒂海绵体组织。显露于外阴，富含神经末梢，对性刺激敏感。在性唤起的过程中，阴蒂头会经历膨胀变大的变化。此外，阴蒂头是许多女性获得性快感的一个重要源泉。

•尿道口

它是尿道的开口，位于阴蒂头和阴道口之间。由于尿道口紧邻阴道口，因此建议女性在性活动结束后立即排尿，这样做有助于冲洗掉可能残留的细菌，从而有效预防各种感染。

在性交过程中，阴道会有哪些变化？

阴道是一个极具弹性的身体结构，能够在需要时自如地扩张。例如，分娩这个过程就充分地体现了阴道超强的伸展性。

在性交过程中，阴道会经历一系列变化，为阴茎的顺利插入及提升性快感做好准备。当受到性刺激时，阴道会发生"帐篷效应"，即阴道的内2/3部分会开始变长和扩张，就像气球一般膨胀起来，从而有利于性交和容纳精液。据估计，这一过程中阴道的长度可从7～8厘米增加至11～12厘米。阴道内壁布满褶皱，这些褶皱在阴道扩张时起到关键作用。

阴道本身具有分泌润滑液的功能。这些分泌物称为"白带"，由阴道黏膜渗出物、宫颈管及子宫内膜腺体分泌物等混合而成，其形成受雌激素影响。整个月经周期内，阴道会持续产生分泌物，它们起到润滑和保护阴道的作用。

宫颈黏液的分泌量会随月经周期的不同阶段而有所变化，特别是在排卵期临近时，其分泌量会显著增加，这对性交时的阴道润滑起到了关键作用。此外，女性在受到性刺激后，阴道壁血管会充血，此时会从血管中渗出一种稀薄的黏性液体。这种液体能够从阴道流至外阴部，用于润滑阴道和外阴，从而有助于性交的顺利进行。

位于阴道口左右两侧的黄豆大小的圆形或卵圆形小腺体叫作前庭大腺（又称"巴氏腺"），当女性处于性唤起时，此腺体会分泌黏液。近年来有研究表明，位于尿道周围的斯基恩氏腺在女性性高潮阶段能分泌透明液体。以上这些黏液的分泌有助于降低性交时阴茎对阴道壁的摩擦和损伤，从而确保女性在性交过程中的舒适性和愉悦感。

在性唤起阶段，女性体内黏液的分泌量并不受个人主观意志的控制。

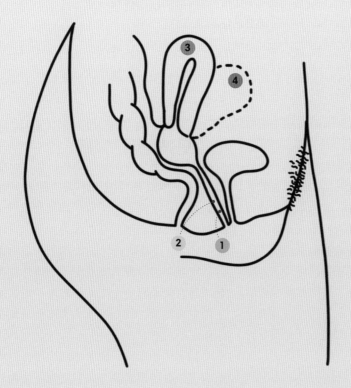

"帐篷效应"

此概念用于描绘女性在性唤起时阴道及子宫的生理变化。当女性的性欲持续增强时，阴道的内2/3部分会逐渐伸长并扩张。与此同时，子宫体及子宫颈会缓慢地向后上方移动，暂时脱离盆腔的位置。

1 阴道

2 褶皱

3 子宫（处于性唤起状态）

4 子宫（处于非性唤起状态）

敏感区域

阴道在性交过程中起到重要作用。不过，即便不参与性交活动，阴道依然能够引发性快感。阴道的神经末梢大多集中在阴道口附近约1/3处，因此，对这一敏感区域的刺激足以让女性体验到强烈的快感，而无须依赖阴茎的插入。

阴蒂有什么作用？

如今，人们对阴蒂这一性快感关键器官的功能与结构已经有了更加深入的认识。

直接刺激阴蒂头是女性最常报告的可达到性高潮的途径。一项研究显示，81.6%的女性在性交过程中需要额外刺激阴蒂头才能达到性高潮。阴蒂头上布满了神经末梢，其主要且已知的功能就是产生性快感。然而，阴蒂这一结构在主流的性教育中却常常遭到忽视，因为主流的性教育通常更侧重于性交行为本身。举例来说，在19世纪出版的权威解剖学著作《格氏解剖学》中，阴蒂甚至未被提及。这种忽视导致女性通过阴蒂获得的性快感没有得到应有的重视，这在一定程度上有助于解释在异性伴侣间的性行为中，为何女性达到性高潮的比例远低于男性。

对阴蒂头的探索

阴蒂的头部称为阴蒂头，是我们可以直接刺激的部分。阴蒂头被阴蒂包皮所包裹并受其保护，有时由于阴蒂包皮的遮蔽，我们难以直接窥见阴蒂头的全貌。因此，在自慰或性交时，我们可以轻柔地向上翻开阴蒂包皮，这样阴蒂头便会完全露出来。与阴茎上最为敏感的龟头相似，阴蒂头同样是阴蒂上最敏感的区域，上面分布着大量的神经末梢。

远非肉眼所见那么简单

澳大利亚泌尿科医生海伦·奥康奈尔进行了一项颇具影响力的关于阴蒂的研究。她首次全面揭示了阴蒂的复杂结构，从而纠正了人们对阴蒂的普遍误解。她的研究表明，阴蒂并非人们先前所认为的那样，仅是如豌豆般大小且位于身体外部的简单器官，而是一个大部分隐匿于皮肤之下的复杂结构，就如同冰山大部分隐藏在水面之下一般。

阴蒂由阴蒂体、阴蒂脚和阴蒂头三部分组成，其中阴蒂头是人们通常能见到的部分，而阴蒂体和阴蒂脚则位于更深的层次，延伸至骨盆区域。阴蒂脚呈圆柱形，附着在耻骨下支与坐骨下支的骨膜上。阴蒂体是左右阴蒂海绵体在中线处汇合形成的结构，它连接着阴蒂头和阴蒂脚。阴蒂头是阴蒂海绵体勃起组织的一个圆形结节，为性反应的重要结构。在性唤起状态下，阴蒂内部的海绵体结构会充血膨胀，产生勃起。这一现象有助于阐释为何在性唤起时，刺激阴道壁或G点往往会带来强烈的快感。

阴蒂的勃起组织与阴茎的勃起组织在结构和功能上具有一定的相似性。这种相似性源于它们共同的胚胎起源，即生殖结节。在性别分化过程中，若胚胎携带两条X染色体（构成XX染色体组合），生殖结节通常会发育成女性生殖器的一部分，其中就包括阴蒂。

2022年，一项在医院候诊室进行的调查发现，37%的受访者不能准确指出阴蒂的位置。

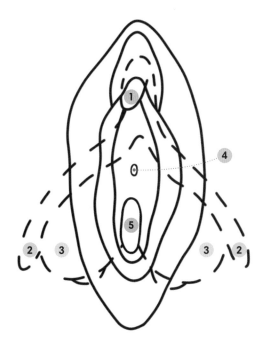

1　阴蒂头
2　阴蒂脚
3　前庭球
4　尿道口
5　阴道

男性的生殖器包含哪些？

男性的生殖器包含体外的阴茎、阴囊和体内的其他附属生殖器官。外生殖器包括阴茎、阴囊；内生殖器包括生殖腺（睾丸）、输精管道（附睾、输精管、射精管、男性尿道）和附属腺（精囊、前列腺、尿道球腺）。

男性外生殖器
•阴茎

阴茎具备双重功能，既能完成性生活，也能用于排尿。尽管这两个过程都涉及尿道的使用，但它们的生理机制是截然不同的。与阴蒂相似，阴茎同样起源于胎儿时期的生殖结节。从结构上来看，阴茎可分为头部（即龟头）、体部和根部三部分，其中阴茎体是连接阴茎根部与阴茎头部的关键部分。阴茎内部分布着约4000个神经末梢，且这些神经末梢大多集中于龟头上，从而使得龟头异常敏感。通常，龟头被松弛的包皮所覆盖，而进行包皮环切术的目的则是为了切除部分多余的包皮。阴茎由两条阴茎海绵体和一条尿道海绵体组成：中间是尿道海绵体，它包裹着尿道；而两侧的是阴茎海绵体，它们负责勃起功能（详见第76页）。

平时，阴茎处于松弛状态。当受到性刺激后，阴茎会充血膨胀，变得昂首挺立，进入勃起状态。包裹阴茎的皮肤具有良好的弹性，能够灵活地适应阴茎大小的变化。

•包皮系带

它是位于阴茎头腹侧中线、与包皮内板相连的皮肤皱襞，为男性重要的性感带之一。

•阴囊

它是位于阴茎后下方，容纳睾丸、附睾和精索下部的囊袋状结构。睾丸负责生成精子并分泌睾酮。阴囊因其位于体外的位置，能够有效地调节并维持睾丸所需的适宜温度。

男性内生殖器

•尿道

它起始于膀胱内的尿道内口，穿过前列腺、尿生殖膈及尿道海绵体，止于阴茎头顶端的尿道口。它兼有排尿和排精的功能。

•前列腺

它是位于膀胱下方、尿生殖膈上方，环绕于尿道起始段的栗形器官。它是男性特有的性腺器官，分泌的液体是精液的重要组成部分。

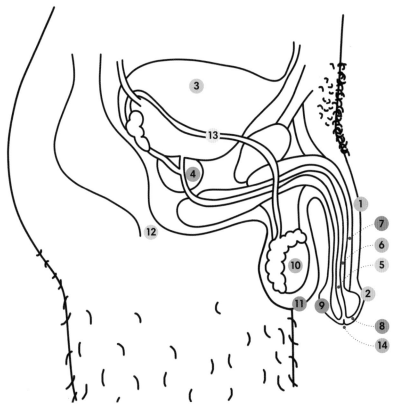

1 阴茎
2 龟头
3 膀胱
4 前列腺
5 尿道
6 尿道海绵体
7 阴茎海绵体
8 包皮
9 包皮系带
10 睾丸
11 阴囊
12 肛门
13 输精管
14 尿道口

阴茎的大小重要吗?

许多男性对自己的阴茎尺寸感到焦虑,这种焦虑可能源于大众对生殖器形态的歪曲认知,也可能源于一种错误观念——一个男人的阴茎越大,就代表他越有男子气概。

很多人常常用开玩笑的方式将鞋码与阴茎尺寸相提并论,但实际上,鞋码绝不是衡量阴茎大小的可靠标准。对阴茎尺寸做出不切实际的臆断,只会加剧个体对自己生殖器尺寸的焦虑与不安。根据2018年一项涉及200名男性的调查结果显示,高达68%的受访男性表示会关注自己的阴茎尺寸。此外,英国一组织针对566名男同性恋及双性恋男性开展的一项调查显示,38%的受访男性表达了对阴茎尺寸的担忧(包括对尺寸过大或过小的担忧),这些担忧甚至对他们的自尊心造成了负面影响。

很多人没有意识到这种担忧造成的严重后果,只把这种担忧看作无足轻重的小事。实际上,这种担忧会削弱个人的性满足感,严重时还可能引发焦虑情绪,甚至造成性功能障碍。不仅如此,那些因阴茎尺寸问题而苦恼的人,容易对性生活丧失自信心,更别提提高性生活的满意度了。

是否存在衡量标准?

一些研究估算出,阴茎在疲软状态下的平均长度约为9厘米,而勃起时的平均长度约为12厘米。然而,这些数据大多基于男性的自我测量,因此其结果仅供参考,不一定可靠。此外,相较于勃起状态,疲软状态下的阴茎长度存在较大的个体差异。

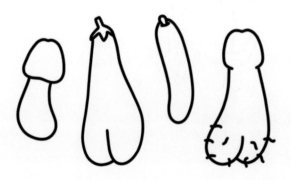

性高潮和阴茎尺寸的关系

有些人认为，阴茎尺寸越大，男人就越阳刚。实际上，一个男人的真正价值和某个身体部位的尺寸毫无关系。阴茎尺寸并不能作为衡量其性生活质量的最佳标准。

在性行为过程中，双方所体验到的性快感并不仅仅依赖于男性阴茎的尺寸。以插入式性交为例，男女双方在达到性高潮方面存在的差异已是一个公认的事实。这主要是因为，尽管男性阴茎勃起后能顺利插入阴道，但这并不能确保女性达到性高潮。对于大多数女性来说，直接刺激阴蒂头是通往高潮的最有效途径。因此，那些能够直接刺激阴蒂头的行为，或许才是让女性达到性高潮的更可靠方式。

当女性被问及男性阴茎尺寸是否重要时，一项研究显示，高达77%的受访女性表示阴茎尺寸并不重要。

对于男性来说，阴茎的尺寸和形状既不会左右其伴侣的感受，也不会决定他们在性活动中的持续时间。再者，阴茎的尺寸和男性的生育能力并无直接关联，因为精子是在睾丸中产生的，而精子的质量则受年龄、生活方式等多种因素的共同影响。

关注自己和伴侣的性快感体验，并接纳个体之间的身体差异，这是享受性生活的核心所在。在调整性行为的实践中，应考虑采用哪些方法能让双方都感到愉悦且有效。如果阴茎尺寸成为你心中难以释怀的心理负担，以下建议或许能为你提供一些帮助：

• 保持好奇和开放的心态。勇于尝试不同的性交姿势，找到让伴侣感到最喜欢、最舒适的姿势。

• 如果担心阴茎尺寸过大给伴侣带来不适，可以尝试使用润滑剂来减小摩擦，帮助阴茎更平缓地进入。

• 尝试使用情趣玩具，让性快感成为衡量性生活满意度的主要指标，从而减少对阴茎尺寸的过分关注。

G点真的存在吗？

据调查发现，大约有63%的女性表示自己有G点，并认为G点能够带来强烈的性快感。然而，关于G点这一生理结构是否真实存在，一直以来都存在着广泛的争议。

G点是以德国医生恩斯特·格拉芬伯格的名字命名的。在20世纪50年代，他首次提出女性阴道前壁可能存在一块对性刺激特别敏感的区域。自那时起，众多研究机构对G点的具体位置及其功能等进行了深入探讨，但关于其是否确切存在以及生理机制的争论，至今仍未平息。

如今，人们对G点的普遍认识是：它并非一个具体的、固定的生理结构，而是阴道前壁上一块能够引发高度愉悦感的区域。这块区域这富含神经末梢，能够感知触觉刺激，并将这些刺激转化为神经信号层层传递给大脑。当受到恰当的刺激时，这些信号会引发强烈的感受，有可能使女性达到性高潮。G点的具体位置因人而异。为了有效寻找这一区域，一个常用的方法是轻轻将手指插入阴道后弯曲，然后轻微按压阴道前壁，直到一股强烈的性快感来袭。这也是专为G点设计的情趣玩具通常会略微弯曲的原因。此外，伴侣之间通过调整姿势，也可以更容易地触及并刺激到这一令人愉悦的区域。

有些女性表示，刺激G点所引发的快感相较于刺激阴蒂头而言，更为强烈且持久。实际上，大多数女性并不能单纯依靠性交达到性高潮。在追求性快感的道路上，关键在于找到适合自己的有效方法——是单独刺激阴蒂头，还是单独刺激G点，抑或是同时刺激两者。因此，我们应该勇于尝试和探索不同的方式来实现性快感。

75%的女性表示，很多时候无法通过插入式性交达到性高潮。

是否存在前列腺高潮？

前列腺是一个体积不大的腺体，位于膀胱下方。有些性学专家认为，前列腺是男性的G点，通过按摩此处可以帮助男性达到性高潮。

前列腺是男性特有的重要性腺之一。它周围环绕着丰富的神经和血管网络，是男性生殖系统中不可或缺的部分。前列腺有分泌前列腺液、协助精液排出等功能。少数男性在前列腺受到恰当且适度的刺激时，会产生性快感，甚至达到性高潮。然而，如果这种刺激过于频繁、操作方法不当或未注意个人卫生，就可能带来一系列健康问题。

如何按摩前列腺

在按摩前列腺之前，按摩者首先应修剪指甲并确保整洁，以防对被按摩者的肛门、直肠或前列腺造成损伤。按摩者右手食指戴上橡皮手套（或使用避孕套），并在上面涂抹适量的润滑液。先轻柔地按摩肛周，然后缓缓伸入直肠内，寻找到前列腺的大体位置之后，对其轻轻施加压力进行按摩。按摩时手法应轻柔舒缓，避免粗暴或反复强力按压。

目前，对通过按摩前列腺实现性高潮的研究尚且不足。对男性来说，重要的是要保持健康的生活方式，包括均衡饮食、适量运动、避免不良生活习惯等，这对维护前列腺健康至关重要。

如何选择人体润滑剂?

人体润滑剂是一种容易获取且能有效提升性体验的用品。

润滑剂在性行为中能显著减小身体接触部位的摩擦,通过其润滑效果,使得双方的动作更加流畅舒适,进而提升整体的愉悦感受。无论是自慰还是与伴侣发生性行为,润滑剂都能发挥出色的辅助作用。此外,在使用情趣玩具时涂抹润滑剂,还能有效增强人体的敏感度。

处于哺乳期、更年期,或者因服用药物而导致阴道干涩的女性,往往需要在性生活中使用润滑剂。润滑剂的类型较多,选择适合自己需求的润滑剂非常重要,同时,应避免使用含有刺激性化学物质的产品,以免引发不适。

•水基润滑剂

这一类润滑剂可以与避孕套、情趣玩具一起使用,它不会损害这些产品。水基润滑剂易于清洗,但由于水分容易被皮肤吸收或蒸发,所以润滑效果可能不如其他类型的润滑剂持久,需要在使用过程中多次涂抹。

•油基润滑剂

这一类润滑剂质地较黏稠,提供的润滑效果持久。然而,它不能与乳胶避孕套一起使用,因为油基成分会损害乳胶,导致避孕套破裂,从而增加避孕失败的风险。同样,油基润滑剂也可能对某些情趣玩具造成损害,因此在使用前应仔细阅读产品使用说明。

•硅基润滑剂

这一类润滑剂具有柔软、丝滑的质地,使用时感觉舒适。它防水性能好,适合在水下环境中使用。不过,不能与硅胶材质的情趣用品一起使用。

需要把润滑剂洗掉吗?

是否需要洗掉润滑剂取决于个人习惯以及使用后的感受。如果你感到不适或担心润滑剂对皮肤造成刺激,可以选择在使用后进行清洗。但如果你没有不适或过敏等反应,并且喜欢润滑剂带来的润滑效果,也可以选择不清洗。不过,无论你选择哪种润滑剂,都应该遵循正确的使用方法,并确保使用后皮肤保持清洁和干燥。

• 女性阴道维持着一个轻微酸性的环境,其pH值通常在3.8~4.5之间,这种酸性环境赋予了阴道自洁的能力。阴道内的乳杆菌有助于降低阴道感染的风险。为了维护这一天然屏障,应避免使用肥皂或沐浴露清洗阴道内部,以免破坏其微生态平衡。

• 对于女性外阴及男性阴茎的清洁,建议使用清水进行清洗。若需要更进一步的清洁,可以选择使用性质温和的香皂。

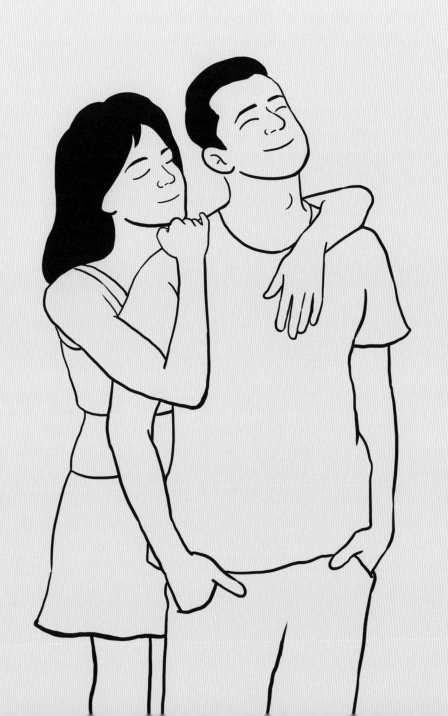

大脑是如何感受到触觉的？

皮肤作为人体最大的器官，上面布满了众多可以传递神经信号的神经末梢。我们的大脑正是通过这些神经末梢帮助我们解读周围的世界。

我们的触觉受到躯体感觉系统的控制，该系统能够在大脑和身体之间构建感知反馈网络。躯体感觉主要来源于遍布身体的各种感受器所提供的信息，这些感受器能够感知触–压觉（用于识别物体的质地、形状、纹理等），位置觉和运动觉（也称本体感觉），以及温度觉（包括冷觉和热觉）和伤害性感觉（如痛觉和痒觉）。

神经末梢的分布

皮肤中的感觉神经末梢负责将感知信号层层传递至躯体感觉皮质，但这些神经末梢在身体各部位的分布并不均匀。像嘴唇含有丰富的感觉神经末梢，基于此处信号强度的增强，个体能够更为敏锐地感知到来自这个部位的刺激。

躯体感觉皮质是处理躯体感觉信息的大脑皮层。感觉皮质的对应区的大小不取决于该身体部位的面积，而是取决于该部位感觉神经末梢的多少。自20世纪30年代以来，神经外科领域的先驱W.G.彭菲尔德对此进行了深入研究。他绘制了神经外科患者的首个躯体感觉皮质定位图，该图揭示了神经末梢分布与大脑皮层处理机制之间的某种关联。

触觉的作用

我们的触觉体验受到多种神经递质或激素的调节。当经历拥抱或其他亲密接触时，人体内会释放一种叫作催产素的物质。这种物质在人际交往中能起到积极的推动作用。此外，催产素还能有效中和"压力激素"——皮质醇的影响，为我们带来内心的平静。

研究表明，触觉在建立与他人情感联系的过程中扮演着重要角色。心理学家马修·赫滕斯坦进行了一项研究，他将参与者隔离起来，并将他们的听觉、视觉暂时"关闭"，参与者只能通过触摸来接触一个人，然后判断对方的情绪。通过短暂的手臂接触，参与者竟能在55%～60%的情况下准确识别出对方不同的情绪。

对触觉的感知

我们对触觉的感知在很大程度上受到个体特质（如性格、敏感度等）的影响。有些人会出现"感官过载"的现象，即他们的一种或多种感官接收到的信息超过大脑能处理的程度，从而引发人体的或战或逃反应。这种现象可能发生在任何人身上，特别是新晋父母或哺乳期女性，这些人此时更渴望拥有一个暂时不受外界打扰的空间。

感官过载在神经多样性群体中更为常见。一些神经多样性者拥有超级灵敏的感觉，属于高敏感人群，这意味着他们对于触碰等感受会异常敏感，甚至难以忍受。

因此，他们在本能上往往会避免性行为和其他亲密行为，而不会主动寻求。相反，另一些神经多样性者对于某些特定感觉并不敏感，我们称之为低敏感人群。他们可能需要更强烈的刺激才能达到性唤起阶段。

图解触觉信号

这张示意图是基于W.G.彭菲尔德的皮质定位图绘制的。蓝色区域越长，大脑分配给处理来自该区域触觉信号的空间就越大。例如，嘴唇虽然是身体的一小部分，但由于该部位感觉神经末梢较多，因此大脑分配了更大的空间来处理来自嘴唇的触觉信号。

1 躯体感觉皮质

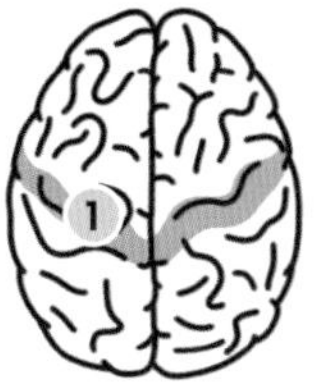

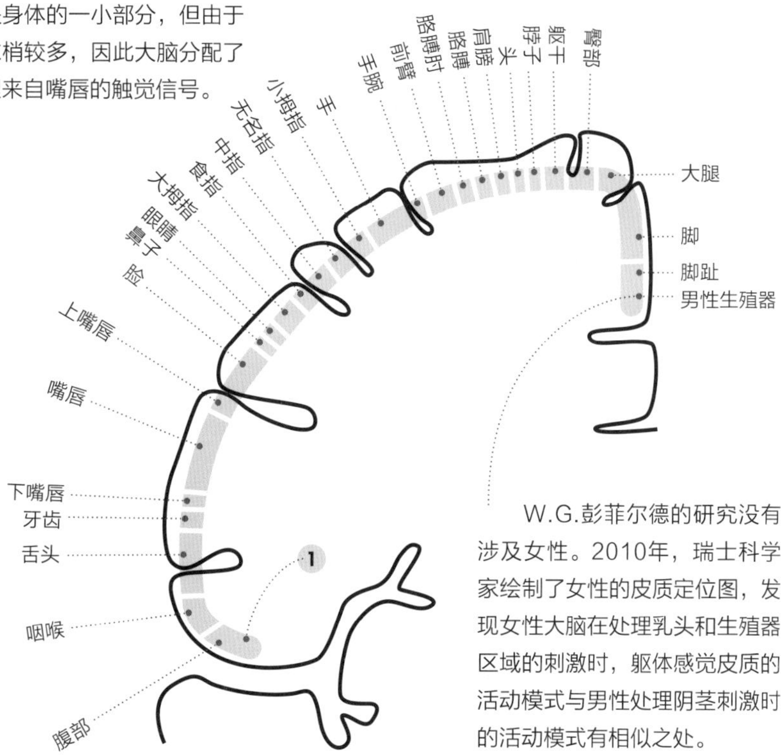

（图中标注：躯干、脖子、头、肩膀、胳膊、膝臂、前臂、手腕、手、小拇指、无名指、中指、食指、大拇指、眼睛、鼻子、脸、上嘴唇、嘴唇、下嘴唇、牙齿、舌头、咽喉、腹部、臀部、大腿、脚、脚趾、男性生殖器、1）

W.G.彭菲尔德的研究没有涉及女性。2010年，瑞士科学家绘制了女性的皮质定位图，发现女性大脑在处理乳头和生殖器区域的刺激时，躯体感觉皮质的活动模式与男性处理阴茎刺激时的活动模式有相似之处。

我们都有同样的性感带吗？

用触摸这种方式探索自己的性感带，对我们的性生活有积极影响。

性感带指身体某些对性刺激特别敏感的区域。研究已经发现很多除了生殖器之外的性感带，即无须刺激生殖器也能带来性快感的身体部位。2016年的一项研究发现，大腿内侧、臀部、嘴唇、乳头、脖子及耳朵都属于性感带。同时，该研究还发现，12%的受访女性表示需要通过刺激生殖器之外的性感带才能够达到性高潮。一般来说，神经末梢分布较密集的身体部位相对于其他部位会更敏感，但实际上，皮肤作为人体最大的器官，每一寸肌肤都可以是潜在的性感带。至于某个部位能否成为性感带，还需要结合该部位感受到的性快感程度来确定。

由于我们的大脑具备可塑性，因此当发现一个新的性感带时，大脑可以在该区域形成新的神经通路。这些通路通过反复的触摸刺激可以得到加强。大脑还具备将受损区域的功能重新分配至未受损区域的能力，这一能力称为功能可塑性。举例来说，脊髓受过伤的人可能会增强身体其他部位的敏感性，从而形成新的性感带。

我们的大脑还能够传递关于触感的社会和情感信息，影响我们对触觉的感受。例如，当我们将对方的触摸理解为一种威胁的时候，虽然被触摸的部位能够带来性快感，但是大脑还是会释放出不想被触摸的信号。

尝试绘制自己的性感带地图

在不被外界干扰的情况下，你可以花上一些时间全身心地投入触摸的感知中。从头到脚慢慢地探索身体，记录哪些部位对于触摸的感觉更加强烈，哪些感觉一般。当你发现了一个新的性感带时，你不妨尝试多种触摸方式：可以用手掌全面感受，也可以用指尖轻点；可以施加轻柔的压力，也可以稍微用力；可以慢慢滑动，也可以快速掠过。通过这些多样化的探索，你可以丰富自己的性交技巧。

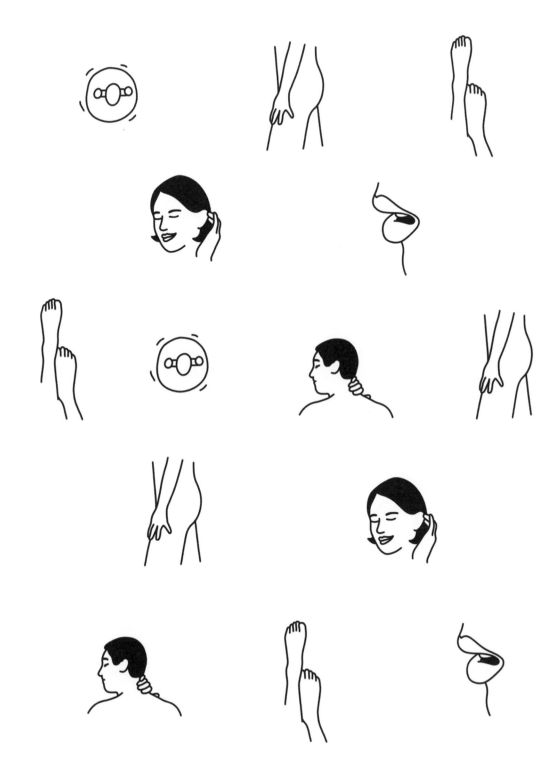

在性反应周期中，身体会经历哪些变化？

近几十年来，随着我们对欲望在性反应中所扮演角色的认识日益加深，我们对性行为过程中身体的具体变化有了更加深入的理解。

性唤起又称性唤醒，是指性活动前，人体在各种性刺激作用下出现的生理与心理反应。这是由大脑发出的信号所引发的，它让身体为性活动做好准备。这个过程会诱发男性出现阴茎勃起，女性出现盆腔充血、阴道润滑等。

在20世纪60年代，W.H.马斯特斯和V.E.约翰逊将人类性反应过程分为四个阶段：兴奋期、持续期、高潮期、消退期。

•兴奋期

指性欲被唤起后人体开始出现的性紧张阶段。全身反应有心率加快、血压轻度升高、呼吸略加快以及肌肉紧张等。

•持续期

指性兴奋不断积聚、性紧张持续稳定在较高水平阶段，又称平台期、高涨期。这个时期人体的敏感度和兴奋度持续增加。

•高潮期

指在持续期的基础上，人体迅速发生身心极度快感的阶段。此阶段只持续数秒至数十秒。通过强烈的肌肉痉挛，人体逐渐积累的性紧张得以迅速释放。

•消退期

指性高潮后人体逐步松弛并恢复到性唤起前状态的阶段。此时人体生殖器的充血和肿胀都会消退，心率、血压和呼吸均恢复平稳。

关于性反应，人们的观念出现了哪些变化？

W.H.马斯特斯和V.E.约翰逊的研究较为准确地描述了人体在性行为过程中所发生的变化。然而，如今人们逐渐认识到这个研究结果的局限性，因为它仅仅聚焦于性行为的生理层面，特别是对女性而言，忽略了女性在性行为中并非总能达到性高潮这一事实。女性的性反应周期还存在一个性欲期，表现在对性的渴望上。性欲通常是性行为的前提或驱动力，而性行为则是性欲的一种表达方式。除了生理上的变化之外，人们还能在心理层面上感受到与性相关的兴奋。可见，性反应不仅仅涉及身体层面，还涉及思维、情感和意识等心理层面。周围环境在性唤起过程中同样起着重要作用，影响我们对性的整体感受和体验。

在现代性学领域存在一个共识：身心之间的一致性程度越高，性反应的强度就越显著。

> 在性唤起阶段，生殖器会出现充血现象，这是身体在为性交活动做准备。

身体在性唤起阶段的变化

在性唤起阶段，我们的身体会出现一系列变化。女性群体主要会经历以下变化：

- 女性在受到性刺激后，阴道壁的血管充血，由血管滤出一种稀薄的黏性液体，该液体可由阴道流至外阴部，润滑阴道和外阴。同时，阴蒂充血、膨胀，敏感度升高。
- 呼吸和心跳加快，血压升高。
- 神经系统会释放一些物质，导致血管扩张和体温升高。这些物质可能会让人脸红。
- 乳房肿胀，乳头挺立。
- 子宫颈和子宫体抬高，使得阴道伸长，为阴茎的进入做好准备。
- 身体各部位的肌肉开始变得紧张，特别是盆底肌。

男性群体主要会经历以下变化：

- 大脑对性刺激做出反应，发送神经信号，促使阴茎迅速胀大、变硬。在性活动中，阴茎的勃起状态呈现出一定的波动性。阴茎无须在整个性交过程中持续维持完全的坚硬状态，只要双方能够达到性愉悦即可。值得注意的是，某些男性在性活动中可能会经历阴茎暂时性的疲软，随后又能重新勃起，这属于正常的生理反应范畴。
- 呼吸和心跳加快，血压升高。
- 神经系统同样会释放一些物质，导致血管扩张和体温升高。这些物质也可能让人出现脸红的情况。
- 乳头可能会挺立。
- 有些男性会分泌尿道球腺液。

勃起是如何发生的？

勃起不仅仅是一种生理现象，它的发生需要大脑、身体和心理都处于协调一致的状态。

阴茎勃起是心理性和局部机械性刺激引发的反射活动，其传出神经主要是副交感舒血管纤维。副交感神经末梢释放出乙酰胆碱、血管活性肠肽（VIP）和一氧化氮（NO），这些物质使阴茎的血管舒张。当前认为，NO是引起阴茎勃起的最重要因素，它能增强血管平滑肌的环磷酸鸟苷的合成，进而舒张阴茎动脉。血管舒张后，血液开始涌入阴茎海绵体，阴茎因血液充盈而逐渐挺拔。与此同时，膨胀的海绵体组织会压迫静脉血管，阻止血液回流，从而使阴茎维持勃起状态。

勃起的方式包括心理性勃起和反射性勃起等。心理性勃起是大脑对能够引发性欲的刺激物所做出的反应，反射性勃起则是由对阴茎的直接刺激所引起的。值得注意的是，并非所有男性都能出现这两种方式的勃起。例如，脊髓受伤的患者可能无法实现心理性勃起，但根据他们伤势的具体程度，仍有可能发生反射性勃起。

勃起的整个过程是由自主神经系统调控的，类似于呼吸和消化过程，性唤起也会不由自主地发生，无须我们意识的主动参与。然而，这也意味着在性唤起的过程中，传递过来的性信号同样会受到压力、分心等外部因素的干扰，从而使人出现或战或逃反应。

夜间勃起和晨勃

在睡眠过程中，有时即便没有受到任何直接的性刺激，阴茎也会自然勃起，这一现象称为夜间勃起。多数情况下，夜间勃起会发生在快速眼动睡眠阶段。此外，晨勃（早上醒来时发现阴茎处于勃起状态）同样是一种正常的生理现象，但晨勃的频率通常会随着年龄的增大而逐渐减少。个体感到压力过大时，往往会导致晨勃的频率降低。如果晨勃出现长时间消失，可能预示着身体健康方面存在隐患，需要及时寻求专业医生的建议。

关于勃起的谣言

关于勃起，存在着许多谣言。例如，有人认为男性必须做到有求必"硬"；有人错误地将勃起能力与男性的阳刚之气画等号；还有人担忧一旦出现勃起功能障碍，就无法让伴侣满意。然而，这些言论并没有考虑到性反应的程度往往取决于个人的情绪状态、当时所处的环境等多种因素。并且，除了性交之外，其实还有很多其他方式可以带来性快感。

男女都能勃起吗?

女性的阴蒂与男性的阴茎在构造上具有相似性，同样由能够勃起的组织构成。阴蒂内部存在两个名为阴蒂海绵体的组织，它们连接着阴蒂头，并能在性刺激下充血变大，同时敏感性也会相应增强。

非勃起状态下的阴茎

当未感受到性刺激时，人体的血液循环保持正常流动，流入与流出阴茎的血液量基本持平，此时阴茎处于非勃起状态。

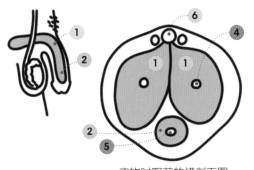

1	阴茎海绵体
2	尿道海绵体
3	增加的血流
4	动脉
5	尿道
6	静脉

疲软时阴茎的横剖面图

勃起状态下的阴茎

在性唤起阶段，血液迅速涌入阴茎，引发阴茎海绵体内血管的舒张。随着血液的充盈与滞留，阴茎逐渐变得坚硬且挺拔。

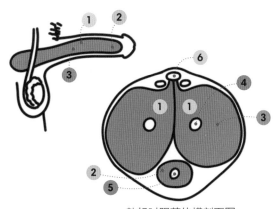

勃起时阴茎的横剖面图

在达到性高潮时，人体内会发生什么变化？

性高潮是性反应逐渐升高到达顶点时爆发的极度愉悦的身心感受。它涉及生理、心理等多个方面的相互作用，时常被形容为"令人震撼"的体验。

在达到性高潮的瞬间，性反应周期内累积的肌肉紧张会得到瞬间释放，从而触发骨盆区域产生有规律的肌肉收缩。对女性而言，这种收缩涉及阴道、子宫和骨盆等部位的肌肉；对男性而言，这种收缩涉及尿道和骨盆等部位的肌肉。在此过程中，个体将体验到强烈的快感，这种快感如同涟漪般扩散开来，有时甚至能蔓延到全身。需要指出的是，从性唤起直至性高潮的过程中，人体的心率、呼吸频率和血压都会呈现出一个逐渐升高的趋势。

大脑里的变化

从性唤起到最终达到性高潮是一个复杂的过程，该过程涉及内分泌系统、血液循环系统和神经系统等多个系统的协同合作。性行为是一种融合了视觉、触觉等多种感觉的深刻体验，所以在性唤起的过程中，大脑的多个区域会被激活并积极参与。行为神经科学家巴里·R·科米萨鲁克借助先进的核磁共振成像技术，对此进行了深入研究，揭示了在性高潮时刻，大脑活动出现显著增强的现象。

• 在性行为进行的过程中，大脑的前额叶皮质会呈现出活跃程度降低的现象。前额叶皮质是大脑负责高级认知活动的脑区，在决策、自控力等较高层次的认知功能中起着重要作用。这一区域活动的减弱，有助于个体在性行为中充分释放，表现得比日常更大胆。

• 海马体是人脑内一个形似海洋生物海马的结构，与记忆功能密切相关。它在个体处于性唤起及性高潮时会变得尤为活跃。这种活跃状态促进了感觉（如嗅觉、视觉、触觉等）输入与情感反应之间的深刻联系。因此，一旦某个画面或气味与以往愉快的性体验建立起了关联，在后续的性行为中再次遇到这些刺激时，个体会感受到更为强烈的性唤起。这是因为我们的大脑会自动地将这些刺激与过往的愉悦记忆相关联。

• 下丘脑是调控内脏活动、内分泌机能和情绪行为等活动的中枢。当个体达到性高潮时，下丘脑会分泌多种神经递质和激素，如催产素、多巴胺和催乳素。催产素能给人带来一种放松和想要与他人亲近的感觉，而多巴胺的释放有助于提升人的快感。与此同时，催乳素的释放让人在高潮结束后会进入一种昏昏欲睡的状态。

在性高潮阶段，随着越来越强烈的兴奋，大脑在不断地接收、分析和处理来自身体的各种信号。

性高潮有不同类型吗？

我们对性高潮的感受受到多种因素的影响，比如个人身体状况、情绪状态和所处环境等。

虽然通过恰当的刺激和合适的力度有助于达到性高潮，但个体的心理状态以及对性体验的主观感受同样对整体效果有着显著影响。

- **混合高潮**：当身体的多个不同敏感区域（如乳头、阴蒂等）同时受到刺激时，可能会产生混合高潮。这种高潮体验结合了来自不同身体部位的感觉，创造出一种更为丰富的愉悦感。

- **多重高潮**：这是在短时间内连续发生的高潮体验。这种高潮类型常发生于女性身上，因为女性没有明显的性不应期（也有说女性不存在性不应期）。对一些人来说，当身体处于高度兴奋状态时，轻微的刺激便能带来连续的性高潮。

- **同步高潮**：这是一种伴侣双方在性活动中几乎同时达到高潮的状态。同步高潮是一种较为难得的性体验，需要伴侣之间的默契和配合。

- **睡眠高潮**：通常发生在快速眼动睡眠阶段。在此阶段，睡眠者交感神经兴奋，心率增快，有可能产生阴茎或阴蒂勃起。

穿袜子与性高潮之间的关系

2015年的一项研究显示，在穿袜子的情况下，有80%的参与者达到了性高潮；相比之下，未穿袜子时，仅有50%的人达到了性高潮。人们推测，这可能是因为脚凉会分散注意力，而穿袜子能提升脚部的血液循环，从而有助于增强性欲。不过，也有很多人觉得穿袜子会让他们性欲大减。

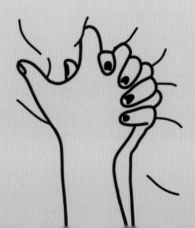

何时才能达到性高潮？

对性高潮何时到来的过度关注往往会分散我们的注意力。为了避免这种情况，建议不要过分聚焦于性高潮本身，而是尝试将注意力重新转移到自身的感受上，这么做或许能带来更好的性体验。

担心需要很长时间才能达到性高潮，这种想法通常与自己的心态有关。例如，有些人会觉得，相比与伴侣一起进行性行为，自慰时更容易达到性高潮。这可能是因为在自慰过程中，个体无须接收来自伴侣的各种刺激，也无须浪费精力去沟通，所以感到很放松。

有些观念过于强调性高潮的重要性，这让很多人认为，若未能达到性高潮，就说明身体存在某种缺陷。此外，这些观念还会让人觉得，只要没有达到性高潮（即使过程中很享受），就是一次失败的性体验。事实上，越是将达到性高潮视为一种必须达成的目标，就越难以实现它。专注于达到性高潮这一目标，反而会使我们忽略了性行为中的愉悦感，而这些愉悦感才是引导我们达到性高潮的关键。如此一来，我们可能会陷入一个恶性循环：担忧无法达到性高潮，引发焦虑情绪，导致表现不佳，从而更难以达到性高潮，如此反复。如果长期处于这种焦虑状态，可能难以产生性唤起，最终会彻底失去体验性高潮的机会。

如果你苦于无法达到性高潮，不妨与伴侣坦诚沟通。和对方分享在性活动中哪些行为能够给你带来愉悦感，丢弃将性高潮作为衡量性生活质量唯一标准的想法，也不必为达到性高潮设定任何时间限制或其他压力。通过这种方法，你会更专注于那些能为你和伴侣带来快乐的行为，进而丰富你们的性生活体验。

我们常常被灌输的是这样一种观念：没有性高潮的性行为是失败的性行为。

男人在射精时，体内会发生什么变化？

男性在性行为中兴奋达到峰值时会引起射精。射精是一种反射性行为，一旦完成射精，短时间内无法恢复到之前未射精时的兴奋状态。

射精指性高潮时精液从男性尿道的排出。虽然性高潮和射精经常一起出现，但它们是不同的概念。性高潮更多地与主观的感受和情感体验相关，而射精则是生理上的反应过程。

射精过程分为两个阶段：移精和排射。移精是一个复杂的过程，它涉及一定的神经反射机制。在这个过程中，附睾、输精管和精囊的平滑肌会按照一定的顺序收缩，将精子输送至尿道的前列腺部。在这里，精子会与前列腺和精囊腺的分泌物混合，共同形成精液。随着膀胱颈和尿道括约肌的闭合，尿道的前列腺部会暂时形成一个蓄精池，为接下来的排精过程做好准备。移精不仅为排精提供了所需的精液，还能诱发排精反射。随后，在排精阶段，通过一定的神经反射，阴茎海绵体根部的骨骼肌会节律性地收缩，从而压迫尿道将精液射出。特殊情况下会出现逆向射精，即射精时精液不经过尿道口排出体外，而是排入膀胱腔内。这是一种疾病，患有此病的人需要寻求专业医生的治疗。

精液的移动路径

在射精过程中，精子首先由附睾等通过输精管运送到尿道的前列腺部。在这里，精子会与其他分泌液混合，形成精液。随后，精液被运送到尿道中，并最终通过尿道口射出体外。

1 附睾
2 输精管
3 精囊
4 前列腺
5 尿道
6 尿道口

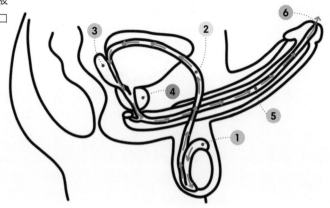

射出的精液是由什么构成的?

精液是由储存在双侧附睾内的高度浓缩精子悬液与附属性腺的分泌液混合而成的。其中，大约90%的精液量来自附属性腺的分泌液，这些分泌液主要源自前列腺和精囊腺，而尿道球腺和附睾则提供剩余的少量部分。

潮吹是怎么回事?

潮吹是部分女性在达到性高潮时，从体内排出少量清澈液体的现象。有一些研究称这些喷射出的液体是斯基恩氏腺的分泌物。少数女性经历过潮吹这种体验。但是如果对此过于关注，可能会让人忽略了性体验中更为广泛的整体愉悦感，从而无法完全沉浸并享受整个性交过程。

多久才能再次高潮?

多重高潮听起来颇为诱人，但鉴于每次高潮后都需要恢复时间，所以这并不是一个能够轻易实现的高潮类型。

对于男性而言，性不应期的典型表现是阴茎在射精后会有一段无法再次勃起的时间。性不应期的长短受多种因素影响，包括个人的身体状况、年龄等，因此它的长短因人而异，并且在每次性体验中也可能有所不同。一般而言，男性的性不应期会随着年龄增长而有所延长：年轻男性可能只需几分钟就能恢复勃起能力，而年长的男性则可能需要24小时甚至更长的时间。

一般情况下，女性的性不应期比男性的要短（也有研究称女性没有性不应期），所以，从理论上来讲，女性更有可能经历多重高潮。然而，也有一些女性表示，在达到性高潮后，她们的性器官会变得异常敏感，这让他们在接下来的一段时间内性欲显著降低，不愿继续进行性行为。不管怎样，每个人都会有性欲消退的阶段，这是身体恢复到性唤起前状态所必需的过程。

在月经周期内，激素的变化会影响女性性欲吗？

对女性而言，月经周期间内激素的变化往往会导致其性欲水平产生波动。当然，性欲水平的变化还会受到其他多种因素的影响。

激素在体内扮演着信使的角色，负责传递各路信息并对人体的生理过程进行精细调节。它们在一种复杂的平衡和反馈机制中发挥着关键作用，努力维持身体系统的正常运转。当然，它们也参与调节我们的情绪状态。

性欲水平会受到周围环境、心理状态、个人健康状况及经历等多种因素的影响。然而，月经周期中雌激素和孕酮这两种主要性激素的波动，以及女性体内少量存在的睾酮，都会对性欲水平产生一定的影响。

雌激素对性欲水平的影响

从青春期至绝经期，雌激素在维护女性生殖系统（包括阴道、子宫、卵巢等器官）的健康方面发挥着至关重要的作用。它主要在卵巢内产生，可促进卵巢、输卵管、子宫和阴道的发育。睾丸、胎盘和肾上腺也产生少量的雌激素。

在女性的月经周期中，雌激素的分泌量在排卵前会显著上升。随着雌激素水平的提升，阴道的润滑度会相应增加，这有助于提升生殖器官的敏感度，并为性行为提供良好的生理环境。对于部分女性而

激素水平的变化会影响女性的情绪，
还会导致性欲水平出现波动。

言，阴道润滑度的增加会间接地增强性欲，引发性兴奋的产生。

关于女性在月经周期内性欲增强的现象，科学界尚未给出完全确切的解释。有一种观点认为，激素水平的波动，可能会激发女性的繁衍意识，从而在排卵期出现性欲增强的现象。

女性反复在黄体期周期性出现躯体、精神及行为方面的不适症状叫经前期综合征（PMS）。它包括情绪波动、注意力难以集中、乳房胀痛等多种情绪和生理反应，在月经来临前的几天内最为明显。每个人的症状表现都有不同。月经来潮后，症状自然消失。

月经周期内激素水平的波动

了解月经周期内激素水平的波动如何影响性欲，可以帮助女性理解为什么有时候非常渴望，有时候却没有心情。

1 雌二醇

雌二醇水平的上升有助于增加阴道的润滑度和敏感度，为性行为提供良好的生理环境。

2 孕酮

当孕酮水平上升时，女性的性欲往往会降低。同时，诸如胀气、经前期综合征等问题也可能会削弱性欲。

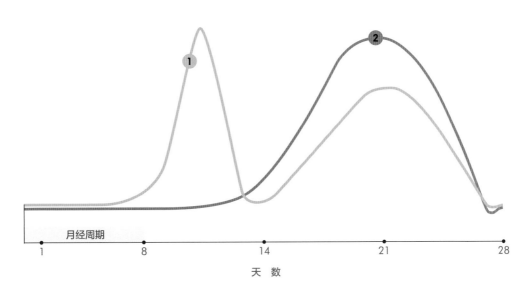

月经周期

天　数

1　　8　　14　　21　　28

睾酮水平会影响性生活吗？

作为一种重要的性激素，睾酮对男性的性欲和性功能有着决定性影响。睾酮也会影响女性的性欲，但影响程度远不如男性那么显著。

对于男性来说，睾酮主要由睾丸分泌，它具有维持生精的作用；而对于女性来说，睾酮则主要由卵巢分泌。此外，无论是男性还是女性，肾上腺皮质均能分泌少量睾酮。

睾酮对性欲的影响

睾酮对性欲有重要影响。尽管科学界尚未完全证实其影响机制，但已有研究表明，较低的睾酮水平与较低的性欲之间存在一定关联。2006年，美国的某研究机构展开了一项涉及1500名男性的调查，了解他们的性欲水平。结果显示，那些报告性欲低下的男性，其睾酮水平也相对较低。

女性体内的睾酮水平是男性的10%~20%。对女性而言，睾酮的分泌有助于增强阴蒂敏感性，从而改善性欲。

睾酮对性功能的影响

睾酮对勃起功能的调控涉及中枢神经系统、勃起神经-体液反射及阴茎海绵体组织结构等各个方面。睾酮会间接地影响一氧化氮的合成。而一氧化氮能够松弛平滑肌，扩张血管，增加血流量，使阴茎顺利勃起。睾酮水平过低时往往会引起勃起功能障碍。当然，也存在其他可能导致勃起功能障碍的因素，例如肥胖。此外，睾酮水平低所引发的一些症状，包括疲劳、情绪低落、性欲减退和勃起功能障碍等，可能进一步影响个人的心理健康，比如自信心下降、幸福感降低等。睾酮水平过高可能使女性患上多囊卵巢综合征（PCOS），而这种疾病会对女性的生育能力造成不良影响。

运动能够提高睾酮水平吗？

在进行时间短、强度大的运动时，比如举重，人体内的睾酮水平会暂时上升，这种上升往往会刺激肌肉增长。不过，如果缺乏足够的休息而过度运动，反而会导致睾酮水平出现大幅下降。

研究显示，刚成为父亲的男性体内睾酮水平与之前相比，平均下降了34%。

睾酮值

男性体内正常的睾酮值是10～35 nmol/L，女性体内正常的睾酮值是0.5～2.4 nmol/L。

● 男性
大约19岁时体内睾酮水平达到峰值，在30～40岁之间快速下降，此期间每年下降约2%。

● 女性
大约19岁时体内睾酮水平达到峰值，之后逐年递减，在更年期时进一步下降。

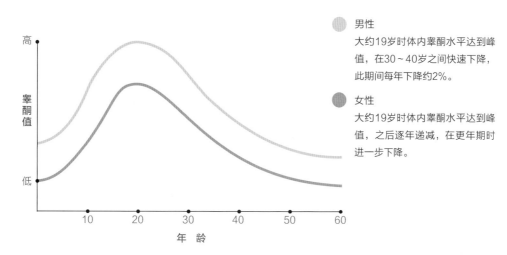

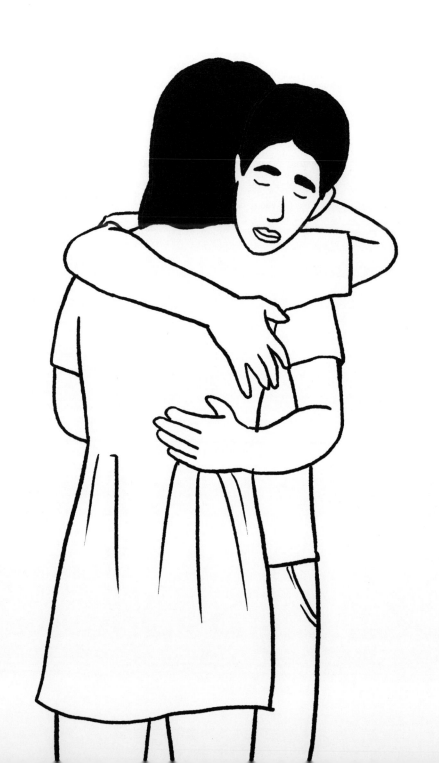

是否存在"爱情激素"？

大脑会分泌多种激素，其中一些激素能够在爱情和性生活中对我们的情绪及感受产生积极影响，专家称这些激素为"爱情激素"。

催产素和多巴胺常被视为爱情激素。催产素在调节社交行为、促进亲密关系和建立信任方面发挥着重要作用，而多巴胺作为一种"奖赏激素"，能够激励我们继续从事能够带来愉悦感的活动。

催产素

催产素会在诸如亲吻、爱抚和拥抱等亲密行为中释放。由于催产素在促进人际交往、增强身体接触以及加深亲密感方面发挥着积极作用，因此它被人们形象地称为"爱与拥抱的激素"。这种激素的释放，能够在一定程度上让人们体验到性爱过程中的温暖。当性活动达到高潮时，我们体内的催产素水平会再次攀升至高峰，这也就不难理解为何性行为之后，情侣间常常会感到彼此的关系更加亲密无间了。

多巴胺

多巴胺是浪漫爱情的重要参与者。当人们陷入爱河时，多巴胺的分泌量会显著增加，导致心跳加快、情绪激动，让人感受到愉悦和幸福。此外，多巴胺在性唤起过程中也起着重要作用，其水平的升高能够增强性欲。性高潮是一个复杂的生理反应过程，而多巴胺在其中发挥了推动作用。在高潮来临前，身体和心理的紧张感逐渐累积，当达到顶峰时，这些紧张感会突然释放，带来极大的愉悦感和满足感。这一过程与多巴胺的释放和传导密切相关。

锻炼盆底肌能改善性生活吗？

盆底肌是封闭骨盆底的肌肉群。这一肌肉群不仅起到支撑盆腔和腹腔内器官的作用，还对性功能有着显著的影响。

锻炼盆底肌是女性在怀孕期间和分娩之后讨论的热点话题。其实，维持这一肌肉群的健康状态，对我们的性生活能带来意想不到的好处。

盆底肌对性生活的帮助有哪些？

强健的盆底肌能促进盆腔及生殖器区域的血液循环，提升整体的敏感度，有利于性行为的整体体验。

对于男性而言，强健的盆底肌有助于血液流向阴茎，而充血是阴茎勃起过程中的关键环节。不仅如此，盆底肌还参与控制射精的过程。当这些肌肉得到适当的锻炼和强化后，它们能够更好地协调射精的时机并控制其强度。这有助于男性更好地掌控自己的性行为，从而享受更加满足和愉悦的性生活。

对于女性而言，盆底肌的健康状况和弹性对阴道的紧致程度具有显著影响。阴道作为一个具有弹性的"管道"，其形状和大小会根据不同的生理状态（如性交、分娩等）而发生变化。功能良好的盆底肌能够在阴茎插入时提供适度的支撑，使阴道壁保持适当的紧致度和包裹感，从而增强双方的性体验。盆底肌的过度紧张或痉挛可能会增加阴茎插入的难度，导致性交时出现不适；相反，盆底肌的过度松弛可能会导致阴道壁失去足够的支撑力，从而影响双方在性交时的满意度。可见，健康的盆底肌对于确保性交的顺畅与愉悦有重要作用。

盆底肌对于性高潮有什么作用？

  盆底肌对性高潮起着至关重要的作用。盆底肌的节律性收缩能够刺激阴道内壁的神经末梢，进而增强性快感，有助于女性达到性高潮。盆底肌越强壮，其收缩力量往往也越强，从而让人感受到更为强烈的快感。

一项研究显示，盆底肌功能的健全与性功能的强健之间有显著关联。

锻炼盆底肌的方法

  一个常用的定位盆底肌的方法是想象自己正在尝试中断排尿。这时，你应该能感受到肌肉在向上和向内方向上的轻微挤压感，但请注意，在练习过程中应避免屏住呼吸或收紧腹部、臀部及大腿等其他部位的肌肉。重复上述定位盆底肌的动作，10次为一组，每天进行3组训练。初学者可以先从快速收紧并立即放松肌肉开始练习。随着练习次数的增加和身体的逐渐适应，你可以尝试延长收紧肌肉的时间，但也不要太长，几秒钟即可。

  •在练习的开始阶段，你可以选择用平躺或侧卧的姿势进行，如果双腿间夹一个枕头能让你感觉更加舒适和放松，那么这也是一个不错的选择。

  •随着练习的深入，你可以逐渐尝试坐着或站着进行练习，这时重力将给你的盆底肌带来更大的挑战。如果你发现躺着时难以准确感受到盆底肌的收缩，那么不妨尝试站着练习，因为站立姿势更容易让你感觉到盆底肌的收缩。

伴侣会喜欢我的身体吗？

　　身体自信是个体对自己的体型、外貌、健康和能力等方面持有积极、肯定和自信的态度。由于社会中充斥着许多关于人们体型、外貌等方面的刻板看法，许多人对自己的身体缺乏自信，甚至感到自卑。

　　自我怀疑是影响身体自信的主要障碍，特别是在性方面，这种自我怀疑会被显著放大，导致个体对自己的身体产生过度的挑剔和不满。同时，个体会担心伴侣是否会接纳并喜爱自己的身体，包括外观、触感以及气味等各个方面。为了应对这种被拒绝的恐惧，有时个体会采取严厉的自我批评作为一种自我保护机制，因其认为自我批评所带来的内心伤害可能比外界批评要轻一些。然而，这些消极念头会极大地削弱个体的幸福感。

　　自我怀疑有时会触发个体的或战或逃反应，导致大脑分泌出皮质醇等"压力激素"。在性方面，这种反应会使个体产生逃避的冲动，以避免可能出现的尴尬或不适。因此，缺乏身体自信的人在进行性生活时往往会选择关灯，也会避免尝试某些性交姿势，甚至直接回避性行为。

　　为了摆脱这种困境，我们必须认识到，内心积极的对话在塑造我们的思维和行为上起着重要作用。大脑具备改变和适应的能力，这意味着通过持续的学习和实践，我们能够重塑自己的思维方式和情感反应。学会有效管理负面情绪是摆脱自我怀疑的有效手段。当我们努力为自己构建一个积极的形象时，大脑会激励我们与消极思维抗争，从而增强我们的行动力。

畸形恐惧症

　　有些人会对自己外表中的小缺陷，比如身体的皱纹、皮肤的斑点、脸部的肿胀等，产生过度担忧。这种心理状态称为畸形恐惧症，它会干扰个体享受正常的性生活。

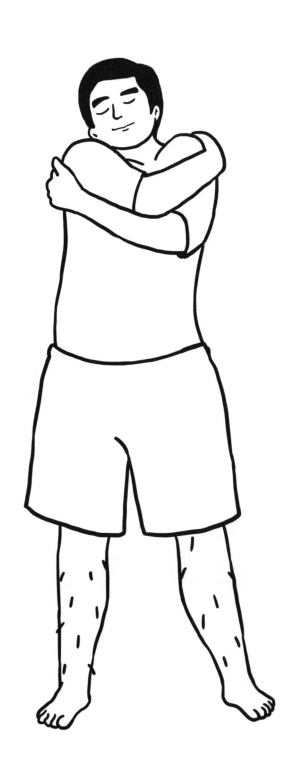

我们能学会爱自己的身体吗？

在社交媒体上，明星、模特的身材通常被认为是理想化的、吸引力强的身材。这种趋势忽视了身材的多样性和个体差异。受此影响，很多人会觉得自己的身材不符合主流审美标准。

一般来说，我们对某个东西越熟悉，就越容易对其感到自信。然而，当话题转向自己的身体，特别是私密部位时，这种熟悉感反而让我们不那么自在。从小时候起，我们就常常听到别人对我们身材的评价，这些评价会逐渐影响我们对自己的认知。

我们可以通过多种方法来增进自己与身体的亲密联系，提升身体自信。尽管刚开始尝试某些方法时可能会感到不适应，但反复练习能让大脑逐渐适应并接受。将以下的建议融入日常生活中，可以帮助我们养成良好的生活习惯，提升整体的幸福感。

• 每天进行积极的心理暗示，勇于挑战那些限制自己的思维和消极的想法。研究表明，积极的自我暗示能够激活大脑的奖赏系统。当你持续且反复进行积极的自我暗示时，你的大脑会逐渐形成一幅积极的心理图像，这些正面的思维模式也会越来越稳固。简而言之，你对自己说的话，大脑会当真并做出相应的反应。因此，要多关注并欣赏你的身体以及它所具备的各种能力。

• 专注于运动，用不同方式来感受自己的身体。运动不仅可以促进内啡肽的分泌，让我们的心情更美妙，还能增强我们

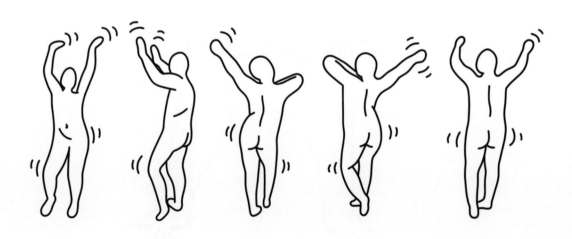

对肌肉伸展的感知能力。无论是跳舞、做体育锻炼，还是简单地散散步，这些活动都能帮助我们更深入地认识自己的身体。

• 进行有意识的按摩练习。抽出10分钟时间，使用你喜欢的润肤乳轻柔地按摩皮肤。这么做不仅能增进你与身体之间的亲近感，还能让你的身心都沉浸在这种美好的感官体验中。

• 避免当面或背后评价他人的身体。人们有时候喜欢做比较，但其中往往掺杂着个人的主观偏见。我们应当以客观的视角去看待他人，并且避免评价他人的外貌、身材等。

• 与自己的身体建立紧密联系。如果你发现身体上有任何感觉不舒服的部位，比如阴唇，可以尝试用温柔且舒适的方式去触碰和安抚它，但要保证这种方式不会带来任何不适。关键在于享受那种与自己肌肤亲密接触的触感。

"中性身体意象"

厌食症专家及《快乐的身体》一书作者安妮·波伊尔提出了"中性身体意象"的概念。这一概念是为了填补对身体持消极态度和积极态度之间的鸿沟，为那些难以积极看待自己身体的人提供了一个中间选项。有些人会在被要求爱上自己的身体时感到压力重重，因此，他们需要一种方法来摆脱消极身体意象的观念。中性身体意象以尊重和接纳的态度为基础，鼓励我们将关注点放在身体的功能而不是外观上，我们无须喜欢或讨厌自己的身体，只需要保持中立态度。这样做能帮助我们不再过度在意他人对我们身体的评价。对于那些觉得与自己的身体关系不如自己所愿那般和谐的人来说，这种方法尤其有益。

我对于今天的身体状态感到很满意。

我的身体给了我快感。

我接纳身体本来的样子。

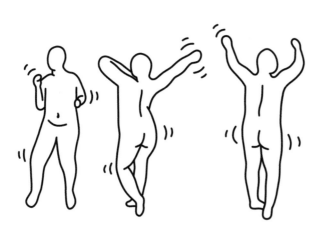

性功能障碍是一类常见的问题吗？

性功能障碍是一类常见的问题，就如同我们在日常生活中经常会遇到各种问题一样。问题是很多人在遇到性功能障碍时，会因羞耻而不愿寻求帮助。

性功能障碍包括性交痛、性唤起障碍和性高潮障碍等一系列问题。《英国医学杂志》将性功能障碍定义为持续存在6个月或更长时间的性功能问题。其实，有些性功能问题是暂时性的。许多未达到这一定义标准的人，也可能会因为性生活中的某些方面感到困扰，进而影响到他们的身心健康。

性功能受到多种因素的影响，包括生理因素、心理因素、环境与社会因素等。值得注意的是，性功能障碍有时会在特定情况下显现或加剧。例如，有的男性在面对自己的伴侣时会表现出勃起困难，但在其他情况下能够实现正常勃起。其他的影响因素还包括个体的激素变化。对男性而言，睾酮水平的降低往往导致其性欲下降。对女性而言，在哺乳期、更年期和绝经期，雌激素水平的降低容易导致阴道干涩，甚至引发性交痛，进而影响性欲。对于已经存在性功能障碍的人来说，性欲的减退是他们面临的一个主要问题。

性功能的表现在一天之内也会有所波动。就像进行其他活动一样，我们有时精力充沛、兴趣高涨，有时则感到动力不足、异常疲惫。然而，有些人将在性方面遇到的问题都归因于个人的不足，而且许多人还误以为只有自己遭遇了这些问题，从而产生羞耻感。这种羞耻感不仅会增加焦虑，干扰性唤起，还会导致短期的问题逐渐演变成长期问题。

我们对待性功能障碍的态度和应对方式，会在很大程度上影响它的最终结果。

寻求帮助

　　很多人在遇到性功能障碍时，会避免寻求外界帮助。即使面对专业医生，他们也会因谈论性话题而感到羞耻和尴尬，于是更倾向于自行解决这些问题，比如通过多次尝试达到改善的目的。这种想法显然无法让疾病得到真正的治疗。

　　为了解决问题，我们需要结合具体情况，并采取恰当的措施。例如，心理咨询结合药物治疗能有效应对勃起功能障碍；使用润滑剂可以缓解阴道干涩症状；此外，心理咨询还能帮助个体克服性羞耻，增强性自信。

　　总之，面对性功能障碍，我们应勇于寻求帮助，并采取科学有效的方法来解决，而非盲目尝试或回避。

关于性功能障碍的调查

　　英国某机构于2010～2012年期间，针对16～74岁的15000多名男性和女性展开了调查。结果显示，在过去的一年里，超过一半的女性及接近一半的男性都遭遇过性功能障碍的问题。

　　在过去一年有性生活的男性中，有42%的人遇到了性功能障碍。

　　10%的男性表示对性生活感到沮丧或担忧。

　　在过去一年有性生活的女性中，有51%的人遇到了性功能障碍。

　　11%的女性表示对于性生活感到沮丧或担忧。

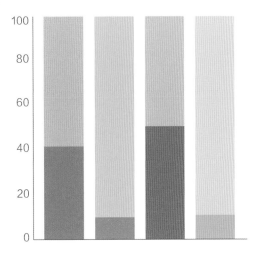

性交痛正常吗？

不正常。性交痛有很多种类型，背后的原因也可谓五花八门。疼痛是身体在告诉我们哪里出问题了，并且疼痛不是应该忍受的事情。

阴道疼痛

阴道痉挛是女性在性交时发生在阴道周围盆底肌肉的反复性或持续性不自主痉挛。据报道，每500名女性中就有一人有该症状，但实际患病人数比该数据还要高。有的女性仅仅是在性交中会遇到阴道痉挛，但也有女性是在使用卫生棉条、做医疗检查或自慰（如有手指或情趣玩具的插入）时出现阴道痉挛，这会导致阴茎插入疼痛甚至无法插入。患者对于疼痛的描述也各不相同，但常见的感受包括灼烧感或刺痛感。

阴道痉挛的成因颇为复杂，包括但不限于尿路感染、性传播疾病感染、性创伤等。阴道痉挛通常被视为一种女性的心身疾病，其中阴道肌肉的紧张是对感知到的威胁做出的生理反应。在这一过程中，作为大脑的情绪中心——杏仁核也发挥了关键作用。

性心理理疗是一种有效的应对阴道痉挛的方法。实践证明，通过使用阴道扩张器逐渐扩张阴道口，可以帮助个体从身心上接受物体进入阴道的过程。这些医疗器械的使用必须在专业人员的指导下进行，并且应确保使用质量上乘的水基润滑剂，以保证扩张过程中的舒适性。在使用阴道扩张器的同时还可以刺激阴蒂，这样有助于建立性器官与性快感之间的联系，从而在性唤起阶段使阴茎的插入变得更加顺畅和舒适。

除了阴道痉挛，引起阴道疼痛的原因还包括感染性传播疾病（例如常见的念珠菌阴道炎），对乳胶避孕套的过敏反应，以及更年期时雌激素水平下降所引发的阴道萎缩。此外，骨盆深处的疼痛（可能是由于子宫内膜异位症所导致）也可能引起性交痛。面对这些复杂情况，及时寻求专业医生的帮助是明智的选择。

外阴痛

外阴痛指阴道口周围的慢性疼痛或不适。患者常感到外阴灼痛、刺痛，甚至性交困难，症状可持续数月到数年，有时即使是坐着都可能引起疼痛。

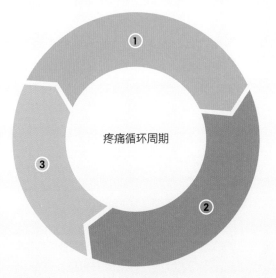

疼痛循环周期

性交痛往往是由身心问题共同引起的，这会形成一个恶性循环。我们要做的就是打破这个恶性循环。

• 反复出现的疼痛和由此产生的回避行为会让人意识到问题的存在，进而希望寻求帮助来解决它。

• 寻找相应的解决方案，例如使用阴道扩张器、润滑剂，或通过药物、手术治疗。如果女性确诊患有子宫内膜异位症，还需要采取针对性的疼痛缓解措施。

1 如果在性行为中感到疼痛，大脑往往会记住这种疼痛感，导致下次有性接触时大脑会预感到疼痛的到来。

2 预感到疼痛即将到来，这往往会触发个体的应激反应，导致肌肉紧张，焦虑情绪也随之而来，难以实现性唤起。

3 如果不采取措施改变现状或寻求帮助，痛苦的经历可能会一再重现。这可能导致个体回避性行为和亲密关系，欲望也随之减弱。

阴茎或睾丸疼痛

男性可能会因多种疾病导致阴茎或睾丸肿胀、疼痛或产生其他不适感，比如前列腺炎、阴茎硬结症、睾丸炎等。此外，当阴茎勃起时，如果包皮过紧，可能会限制血液的正常流入和阴茎的自然膨胀，加剧紧绷感，导致在性交时引发疼痛。这些情况需要及时就医，以便得到专业的诊断和治疗。

勃起功能障碍能够得到解决吗？

勃起功能障碍的成因复杂多样，既包括生理因素也包括心理因素。一般而言，只要得到了正确的治疗，这一问题大多能够得到解决。

勃起功能障碍的生理成因多种多样，其中包括睾酮水平低、高血压、心血管疾病以及糖尿病，这些因素都可能对勃起产生不良影响。通常，脊髓受损往往会影响男性阴茎的正常勃起，因为这种受损可能会让大脑和阴茎之间的神经通路受到损害。对于脊髓受损的患者而言，勃起功能障碍的程度与受创严重程度、脊髓受伤位置有关。尽管如此，部分患者仍然能够在特定条件下实现反射性勃起，这种勃起通常是由直接刺激引发的，有时需要借助专门设计的辅助设备。如果第2～3骶髓节段的神经通路保持完好，那么这种反射性勃起的情况就更为常见。此外，静脉漏也是造成勃起功能障碍的因素之一，因为它会导致阴茎无法有效地留存血液，使得勃起状态难以维持。

心理性勃起功能障碍在年轻男性群体中更为常见。焦虑、抑郁、压力和人际关系问题都可能影响到大脑对勃起过程的正常调控。

医学治疗方案

药物的使用及医疗诊断必须严格遵循医生的处方，并接受医学观察。

•口服药物

PDE5抑制剂是一类治疗男性勃起功能障碍的药物，如西地那非。它们的作用机制是通过增强一氧化氮的效能来提升勃起质量。一氧化氮是介导阴茎勃起的主要神经递质，能够促使阴茎的平滑肌松弛。这些药物可以帮助阴茎在受到性刺激时产生勃起。

勃起功能的调查

2020年，美国的一项研究显示，有60％的男性曾出现过勃起功能障碍。尽管年龄增长被视为一个风险因素，但老年男性与年轻男性在勃起功能方面的差距并不十分明显。

在18～34岁的男性中，56%曾患ED。
在55岁以上的男性中，63%曾患ED。

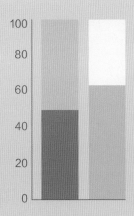

在正确的干预措施下，很多勃起功能障碍可以得到有效解决。

• 前列地尔

前列地尔是一种常用的血管扩张药物。在医生的专业指导下，患者可以通过自我注射的方式，在性交活动开始前，将药物准确地注入阴茎的根部，或者使用尿道栓剂，将其置于尿道内以发挥作用。这样的给药方式旨在有效促进阴茎部位的血液流动，从而达到治疗勃起功能障碍的目的。

非医学治疗方案

• 阴茎环

阴茎环是一种便捷且容易使用的辅助工具，适用于那些难以维持勃起状态的男性。它应该被紧密但不紧绷地佩戴在阴茎根部，运用物理学原理，暂时将血液滞留在阴茎内，从而帮助维持勃起。对于那些因静脉漏导致无法勃起的人来说，阴茎环尤其有帮助。在选择阴茎环时，最好选择弹性较佳的材料，并挑选适合自己的尺寸，因为当阴茎充血膨胀时，阴茎环必须能够迅速且容易地取下来。为了避免潜在的伤害，使用阴茎环的时间不应超过20分钟。如果在使用过程中出现麻木、不适或疼痛等任何异常的感觉，应立即取下阴茎环。

• 阴茎泵

阴茎泵也被称为真空勃起装置，是一种设计巧妙的辅助工具，它由一个空心管和一个手动或电池驱动的泵组成。使用时，将空心管套在阴茎上，然后通过泵抽出管内的空气，制造出一个真空环境。这个真空环境能够促使血液流入阴茎，从而达到增强勃起的效果。它通常和阴茎环搭配使用。

• 心理治疗

作为治疗心理性勃起障碍的一种手段，心理治疗可以单独使用也可以与其他方法一起使用。心理治疗是一个长期且个体化的过程，其效果因人而异。

生活方式对性生活质量的影响

我们的生活方式，比如个人习惯、日常饮食，或直接或间接地影响了我们的性生活质量。

生活中的种种因素之间通常是相互影响的。举例来说，当我们感受到有压力时，我们可能会难以入眠，又或者采用暴饮暴食、饮酒等作为应对方式。这些做法往往会影响我们的体重、自我形象等，继而影响我们的性生活质量。

经常运动能提高性生活质量吗？

经常运动会对我们的身心产生积极影响，改善我们的睡眠质量，有助于提升性生活质量。规律且适度的运动不仅有助于保持我们的身体灵活性，还能促进身体的血液循环。对于男性而言，那些有助于减少腹部脂肪的运动更为有益。因为腹部脂肪过多的男人，他的睾酮水平通常比较低。而睾酮水平过低会明显影响男性勃起功能。

性活动本身是一种运动，它能够加快心率，锻炼肌肉。在性行为结束之后，我们体内会释放出一些令人愉悦的神经递质，有助于我们放松身体，睡个好觉。

饮酒和吸烟对性生活有哪些影响？

对一些人来说，酒精可以使他们放松，减少社交上的拘束感。对另一些人来说，酒精会降低他们身体对某些刺激的敏感度，导致这些人难以达到性高潮。如果一个人在醉酒状态下做出了某个决定，这个决定通常不会被法律认可为有效的。

吸烟对身体有害，这是众所周知的。就男性而言，烟草中的尼古丁对阴茎海绵体的血管有明显损伤，这可能导致勃起功能障碍，从而降低性生活质量。

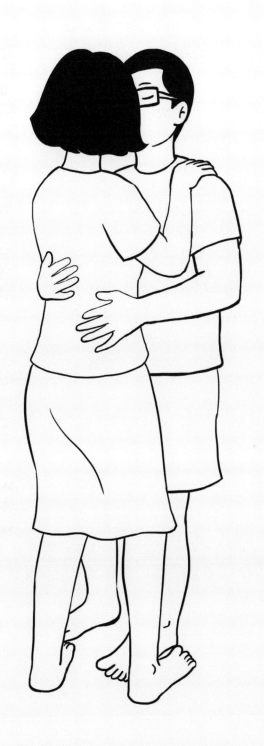

吸引力和性欲

　　了解我们为何会被他人吸引，为何会有性欲的产生，这是深入理解性行为不可或缺的一环。在众多关于性的疑问中，性欲的运作机制尤为引人关注。很多人好奇，为何在初次见面时那么强烈的性欲，会随着时间的流逝而逐渐减弱。深入探索性欲背后的科学原理，比如哪些因素能激发性欲的强烈涌动，哪些因素会导致性欲骤然消退，这不仅能帮助我们更深刻地理解性动机，还能为我们提供实用的指导，以优化我们的性体验。

为什么会陷入爱河？

当我们被某人吸引时，常常会体验到一种紧张、期待与兴奋交织的复杂情感，这种感觉对许多人来说并不陌生。那么，为何会产生这种奇妙的心理变化呢？

在吸引力和情欲产生的初期阶段，我们可能会感觉自己失去了平日的从容：难以顺畅表达，变得沉默寡言，看起来很笨拙，甚至会尴尬地脸红。人类学家H.费舍的研究揭示了人在情欲萌生和被他人吸引时体内所发生的生理变化，以及这两种状态如何成为建立依恋关系的基石。尽管"欲望""吸引"和"依恋"这三个阶段之间并没有清晰的界限，且具有各自的特点，但它们之间又存在着某种联系——这一切的背后都是神经递质和激素在起作用，这些化学物质让我们陷入爱河，并表现出一系列明显的行为变化。

被欲望征服

欲望是驱使我们追求快乐和情爱的内在精神动力。当我们被某人深深吸引，并渴望从对方那里获得性满足时，欲望便会产生。这种欲望是在性激素的驱使下形成的，其中睾酮能提升人们的性欲。对于女性来说，雌激素在月经周期中起着调节性欲的作用，特别是在排卵期临近时，许多女性会感到性欲高涨，这是因为此时她们体内的雌激素水平达到了高峰。

吸引力的负面影响

当我们被一个人深深吸引并渴望与其建立亲密关系时（无论是身体上的接触还是情感上的交流），大脑会启动一系列复杂的生理和心理反应，使我们和平时判若两人。这时，我们往往会刻意表现，努力成为我们认为对方会喜欢的样子，而没有展现真实的自我。

令人陶醉的吸引力

与欲望紧密相连的是吸引力，在选择伴侣的过程中，吸引力发挥着举足轻重的作用。当我们被一个人强烈地吸引时，我们体内的多巴胺、去甲肾上腺素等化学物质便开始发挥作用，带给我们强烈的兴奋与期待，甚至让人茶饭不思、夜不能寐。多巴胺的释放激活了大脑中的奖赏系统，驱使我们追求并投身于那些能带来愉悦的活动。去甲肾上腺素的释放会让人心跳加速，出现脸红、手心出汗等反应。此外，人体内还会分泌出一种对激情之爱至关重要的物质——苯乙胺。苯乙胺作为一种天然的中枢兴奋剂，能够显著增强愉悦感，这或许就是为什么突然爱上一个人会让人感到"上头"。然而，这种强烈的爱意和上头的感觉往往会在一段时间（如几个月）后逐渐减弱。尽管我们对这种强烈爱意的消逝感到惋惜，但实际上，身体特别需要这样的间歇期来进行调整。

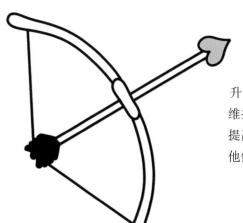

建立依恋关系

建立依恋关系对于维持长期关系至关重要。当两个人陷入恋爱关系时，大脑中的催产素水平会上升，这种激素能够促进亲密关系的形成和维持。此外，研究表明，抗利尿激素可以提高爱人之间的忠诚度，从而间接增强了他们在亲密关系中的专一性。

性欲袭来，身体会发生什么变化？

性欲与性唤起虽然紧密相连，但它们是两个不同的过程。性欲是促使我们产生性行为的内在动机，而性唤起则是我们身体和心理为迎接性行为所做的准备和反应。

2001年，性学专家罗斯玛丽·巴松提出了性反应循环模型，这一模型特别强调了情感在性唤起过程中的调节作用，是对性学家W.H.马斯特斯与V.E.约翰逊先前提出的性反应模型的改进。虽然巴松博士的研究主要聚焦于女性的性唤起，但对男性的性唤起研究也有参考价值。此外，她还区分了两种类型的欲望：自发性欲望和反应性欲望。

自发性欲望

这是一种源自内在、突然萌发的性冲动，它似乎可以凭空出现，而不需要外部的刺激来诱导。这种欲望具有随机性和突发性，是性欲的一种表现形式。实际上，有时候我们并未意识到，欲望可能在不经意间被某些因素所触发，比如皮肤的一次轻微触碰，或者是一个极具魅力的陌生人投来的深情目光。这类欲望往往在恋爱关系的初期表现得特别强烈，但随着时间的流逝，它的强度会逐渐降低。然而，媒体对自发性欲望的过度渲染，导致很多人误以为性欲总是自发产生的。

反应性欲望

反应性欲望是在身体受到某种刺激后才产生的，而不是原本就存在的欲望。这解释了为什么有时我们并没有强烈的性欲，但一旦性行为开始，我们却能享受其中。在这种情况下，虽然性欲是在性唤起之后才产生的，但它却为性行为的持续提供了动力。

反应性欲望有时能赋予我们强大的动力，使我们更能掌控自己的性生活。我们可能会发现，即使起初性欲并不强烈，但如果愿意尝试，往往也能获得令人满意的性体验。这种欲望对性体验是有益的，例如，在情侣关系中，如果双方性需求的"步调"不一致，或者一方担心自己性欲不足，那么通过反应性欲望来启动性活动可能是一个有效的方法。随着情侣间熟悉程度的增加，自发性欲望会逐渐减少，反应性欲望逐渐成为主要的欲望类型。当然，也有些人自始至终都拥有较多的反应性欲望，这并不意味着他们缺乏自发性欲望，而是对他们来说，性欲更多地来源于对性刺激的直接反应，而非事先期待。

令人身心满意的
性体验能够增强性动
机，以后遇到相似场
景时还能让双方回忆
起当初的美好经历。

当伴侣之间开始
出现亲吻或爱抚等行
为时……

在性欲保持一致且
性生活和谐的前提下，
随着欲望愈发强烈，性
唤起也愈发强烈。

反应性欲望的流程

本流程图基于性学专家
罗斯玛丽·巴松的性反应循
环模型所画，解释了为何性
欲可以产生在性唤起之后。

如果所处的环境
适合发生性行为，那
么大脑会对性刺激做
出回应。

当察觉到性唤起的
迹象时，可以激发反应
性欲望。反应性欲望出
现在性唤起之后，并能
进一步增强性动机。

身体开始出现性唤
起迹象，如男性阴茎勃
起，女性阴道湿滑。

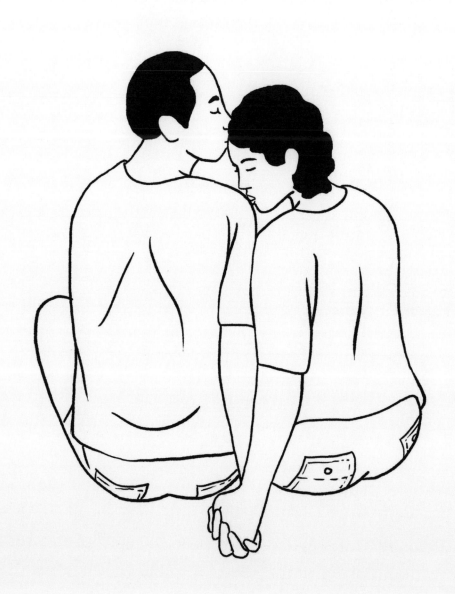

什么是信息素？

信息素是主要由体表的分泌腺体分泌并释放到体外的、能引起同种其他个体产生特定行为或生理反应的一种微量信息化学物质。有人认为人类也能分泌信息素，并且信息素能够影响性欲。

人类的感觉是我们感知和认识世界的窗口。在我们的鼻子里藏着感觉神经元，它们像敏锐的侦探，一旦捕捉到气味分子，就会立刻将信号传递给大脑中的嗅球。嗅球是大脑中一个与本能行为紧密相关的区域，它负责进一步加工这些嗅觉信息，并将这些信息与我们的情感、记忆等联系起来，从而可能触发我们的情感反应或记忆联想。因此，一些气味能瞬间勾起我们的回忆，让我们想起那些难忘的过往。

在动物界，信息素是一种神奇的物质，它能通过空气或其他媒介传播，对动物的繁殖和生存产生重要影响。比如，飞蛾能通过释放特定的信息素来激发性唤起反应，从而找到潜在的交配对象。看到信息素在动物界的威力，人们不禁好奇：它对人类是否也有同样的影响呢？然而，研究表明，信息素对人类的影响并不如对动物那么显著。虽然有研究尝试提取男性汗液中的成分，探索男性汗液对女性的潜在影响，例如将男性汗液成分涂在女性嘴唇上，然后观察女性情绪的变化，但这些研究目前还未得出确凿的结论。

作为复杂的人类，我们的吸引力并非仅由生物学因素所决定。心理、文化等多重因素交织在一起，共同塑造了我们独特的魅力。即便生物学上的某个因素发生变化，它也无法单独决定我们对某个人的感觉。这正好解释了为什么有些人会让我们狂热地喜欢，而有些人则让我们毫无感觉。人类的情感世界，就是这么复杂而多变。

麦克林托克效应

1971年，美国女心理学家玛莎·麦克林托克观察到：长时间共同生活的女性之间，月经周期会出现同步现象。这一发现被称为麦克林托克效应，被作为人类会受信息素影响的证据之一。遗憾的是，目前并没有其他研究能够进一步证实她的这一发现。

"催情食物"真的有用吗?

据说在餐厅点牡蛎可能含有某种特别的暗示,因为不少人相信牡蛎具有催情效果,但是这种观点存在科学依据吗?

很多人认为一些食物具有催情功效,这些食物能够增强性欲、提高性唤起水平。遗憾的是,目前并没有可靠的科学证据来证实这些说法。如果这些食物真的具有催情功效,那么它们的价格恐怕会飙升,甚至卖到脱销。不过,确实有一些食物因其特定的营养成分,对我们的性生活有积极的影响。

抗氧化食物促进性健康

一些食物富含抗氧化和抗炎的营养成分,这些成分在维护血管健康和促进血液循环方面发挥着积极作用。良好的血液循环对于整体健康(当然也包括性健康)非常重要,因为它有助于确保性器官在性唤起阶段能够获得充足的血液供应,从而实现正常的充血反应。像坚果、海鲜、黑巧克力及色泽亮丽的瓜果蔬菜等食物,都富含抗氧化成分。

另外,有些食物能让我们心情愉悦,这在一定程度上要归功于它们的成分及其特性。以巧克力为例,它的熔点略低于人体口腔的温度,因此在口腔中融化时会带来丝滑的触感。此外,巧克力中含有微量的色氨酸,色氨酸有助于人体合成血清素,而血清素有助于调节情绪。当体内血清素水平升高时,我们往往会感到满足和幸福。

调整顺序

许多人在享用过丰盛的晚餐后会减弱或失去对性活动的兴趣。这主要是因为此时的身体把主要精力集中在消化食物上。若遇到这种情况,不妨尝试调整下顺序,将性活动安排在用餐之前。

晚餐中的情愫

吃饭不仅是一种满足生理需求的行为，更是一场融合了情感等因素的体验。许多人倾向于将共进晚餐作为初次约会的方式，因为这样可以巧妙地将食物融入调情的互动之中。与心仪之人共享晚餐，不仅能加深彼此的吸引，还能激发对未来的期待。可见，性欲并非孤立存在，而是深深植根于特定的场合之中。

这是一种心理作用吗?

认为食物具有催情作用，这很大程度上是心理暗示的结果。虽然科学界并没有对"催情食物"的作用给出明确的定论，但众多研究已经表明，心理暗示对我们的感受和体验有着显著影响。"安慰剂效应"就是一个典型的例子。当患者认为自己正在接受有效的治疗时，即使所用的治疗药剂只是糖丸，患者的病情也会改善，这种现象称作安慰剂效应。"期望"是产生安慰剂效应的主要原因。同样，如果我们相信某种食物对性生活有积极效果，那么仅仅是对这种食物的期待，就有可能激发我们的性欲。

食物能带给人们多种感受，并唤醒他们深藏的情感记忆。

性需求不一致怎么办？

在生活中，我们不可能做到和伴侣的步调完全一致。但这种情况要是发生在性生活中，我们却会觉得有些不对劲。

性需求不一致比性需求完全一致的情况更为常见。然而，我们常常错误地将这种差异归咎于某一方性欲过低或过高，导致双方之间出现责备和误解。事实上，如果我们知道如何应对，这种情况就不会成为难题。

理解性欲波动

周围环境的变化会对人的性欲水平造成波动。人们往往错误地认为性欲的水平是不变的，不应该有波动，一旦发生变化，就担心是不是身体出了问题。事实上，周围环境的变化以及我们自身的生理变化等都可能影响性欲，导致其产生波动。对于大多数人来说，反应性欲望更为普遍。如果你发现自己与伴侣在性需求上存在不一致，可以尝试以下方法来应对。

• 放平心态，顺其自然，接受事情的自然发展，这样就不会因为担忧目标能否实现（比如多久才能达到性高潮）而感到焦虑。

• 营造浪漫氛围。通过精心布置场景，营造出能够刺激感官的浪漫氛围，促使两人全身心投入。

• 激发反应性欲望。运用你的想象力，在性幻想中自由驰骋，这有助于你和伴侣共同释放内心的欲望。

• 不要将双方性欲的不同步视为一种压力。性欲的产生源于多种性刺激，而不仅仅是期待。这种情况其实很正常，但如果将其错误地看作问题，可能会引发羞耻感，进而干扰性唤起进程。

一个常见的抱怨

在16～44岁的女性中，多达40%的人表示性欲的缺乏影响了她们的性生活。

我们的情绪往往会影响我们的生理系统，这一点有助于解释出现性欲差异的原因。

造成性欲波动的原因

在生活中发生的事情通常会影响我们的身体状况，这有助于我们理解性欲为什么会产生波动。

当我们感到放松时，体内的"压力激素"——皮质醇水平会下降。

当我们感到有压力时，体内的"压力激素"——皮质醇水平会升高，进而导致睾酮水平下降。

当我们感觉更加放松且充满活力时，我们往往会敞开心扉，也更容易接纳和追求内心的欲望。

我们会感到更加疲惫和焦虑，导致性欲骤减。

各自不同的经历可能会让我们担心性生活不够和谐。其实，当我们能够意识到并尊重对方的感受时，我们就更有可能找到解决问题的方法，而不是被担忧和误解所困扰。

调情能够获得更好的性体验吗？

许多动物会展现出引人注目的求偶行为，向潜在的配偶积极发送求爱信号。对于人类来说，享受调情能够提升我们的性生活质量。

当我们与某人调情时，无论是通过眼神交流还是通过肢体语言，都是为了展现魅力，吸引对方的注意。

调情能带来积极影响

如果我们的调情得到对方的积极响应，我们会感到心情愉悦，也因此给性生活带来积极影响。例如，向伴侣发送或接收来自伴侣的调情信息会让我们充满期待，憧憬与对方即将共度的美好时光，并将两人的约会视为待办事项中的重中之重。期待本身就是一种天然的催情剂。当我们期待好事发生时，大脑会释放出奖赏性质的神经递质——多巴胺，同时还会分泌肾上腺素，使我们更加兴奋，进而引发性唤起。因此，调情通过建立期待和增强欲望，为身体的性唤起做好了准备。

调情还让我们确信自己被对方所需要。当这份需要被清晰地表达出来时，它能提升我们的自信，促使我们以同样的方式去回应伴侣。在长久的伴侣关系中，调情有助于重燃激情之火，减轻生活中的压力，并让我们回想起最初为何会对伴侣如此痴情。

眼神交流与性欲息息相关

深情对视是调情中至关重要的一环，它尤其能激发性欲。当我们凝视伴侣时，会促进催产素的释放，这种激素将我们与伴侣紧紧相连。眼神交流练习在夫妻治疗中常被运用，因为它能加深夫妻之间的亲密感和信任度。从心理学角度来看，这种

性爱货币

在伴侣关系中，表达爱意和维系情感的方式并不仅仅局限于性行为，还有其他同样重要且有效的方式，如长时间的拥抱、充满爱意的眼神交流、对对方的赞美以及挑逗性的触摸等。这些行为共同构成了"性爱货币"。这么做让两人在性关系之外维持了一种亲密感，巩固了两人之间的情感纽带，并有助于激发性欲。

被关注和被看见的感觉往往让人感到愉悦，觉得自己是被渴望的，而这种感觉可以激发欲望。

当调情不受欢迎时

尽管双方间的调情能够激发欲望，甚至可能转变原本柏拉图式的精神恋爱，但在采取行动前，必须确认对方对调情不反感。如果对方不喜欢调情，那么不恰当的调情行为只会让他的兴趣大减，甚至心生不悦。有些人觉得，当两人关系陷入僵局时，过于直接和露骨的调情反而会让对方感到更加不自在。此时，通过共同的兴趣爱好来寻找共同话题，并展开交流，才是一种更为恰当且能有效拉近关系的方式。

眼神交流的重要性

2019年的一项研究探讨了眼神交流与性唤起之间的关系，并通过测量皮肤反应的变化来评估这种关系。研究发现，当情侣进行眼神交流时，他们性唤起的迹象显著增加；然而，当他们佩戴墨镜遮挡视线时，性唤起的迹象则明显减少。这表明，眼神交流在信息的传递和接收中起到重要作用，有助于推动性唤起。

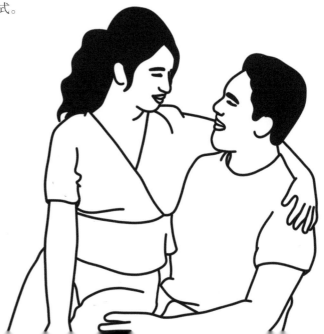

新鲜感能够点燃性欲吗？

那些最初引起我们强烈反应的事物或经历，在变得熟悉之后，我们对它们的反应会逐渐减弱。

一段恋情的萌芽阶段总是令人心潮澎湃、充满好奇，对方为我们带来了前所未有的新鲜感。我们在情感与身体上相互探索，此时的欲望如火如荼，性行为也因此更为频繁。在这个阶段，我们常常通过言语和行动来表达自己的倾慕之情，而这些表现恰恰成了推动性行为的内在动力。

然而，随着与伴侣相处的时间越来越长，我们在这段关系中的投入往往会不自觉地减少。这一现象在动物界同样屡见不鲜。对于哺乳动物而言（尤其是雄性），随着岁月的流逝，它们与特定伴侣之间的亲密程度往往会逐渐减弱。

维护伴侣关系

为了应对性欲可能随时间下降的趋势，我们需要与伴侣达成共识：伴侣关系需要双方持续地呵护与投入。研究表明，

在卧室之外创造更多二人世界是维护亲密关系的重要方式。当我们与亲密伴侣共享有趣的经历时，这能为彼此带来新鲜感，进而激发性欲。新鲜感能促使大脑大量释放多巴胺这种神经递质，激励我们去追求奖赏性行为。有趣的是，许多人跳出爱人视角观察伴侣时，比如目睹伴侣在公共场合发表演讲，会发现伴侣的魅力和吸引力倍增。

当我们从一个新的、不同的角度去观察和理解伴侣时，我们往往能发现伴侣的不同魅力。花时间探索新兴趣、尝试新活动，这不仅能加深我们与伴侣的性关系，还能促进自我成长。我们的视野将因此拓宽，而学习新事物带来的满足感将极大地提升我们的自信心，这些都对我们的性生活大有裨益。

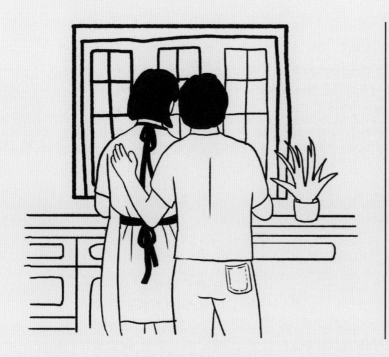

熟悉度与性满足的关系

　　伴侣之间的熟悉程度日益加深，并不一定会导致双方的性满足感降低。许多人表示，在长期的伴侣关系中，他们反而能够获得最佳的性体验。这是因为伴侣非常了解自己的身体，能够感受到对方深深的爱意，并且在与伴侣相处时感到无比放松和自信。这种情感上的紧密联系和高度信任，对于性关系的满足感来说至关重要。

为何会发生性关系？

促使双方发生性关系的力量，实际上是由许多相互交织的复杂因素所决定的。

虽然生理需求会促使我们产生性冲动，但伴侣间的感情及双方的身体状况总会发生变化。与某人发生性关系，并非由单一因素所驱动，而是受到个人生活经历、情绪状态、大脑反应、身体状态以及所处场合等多重因素的共同影响。

发生性关系的动机

有些人在性方面持有明确的动机，对他们而言，身体上的亲密接触是推动性行为发生的主导因素。这种个性化的欲望无疑会对未来亲密关系的形成产生影响。很多人将性视为探索伴侣的一种主要途径，或者他们期望在无须深化情感连接的情况下就发生性关系。

对于另一些人来说，性吸引力更多地源自情感层面的亲密。这种亲密感给予他们安全感，从而使他们愿意尝试性行为。对这类人来说，情感上的亲密是增强性吸引力的重要因素。尤其对于无性恋群体来说，他们并不将性视为建立亲密关系的基础。

情感上的亲密

强烈的情感连接能够激发两人投入性生活的热情。当伴侣间能够坦诚交流彼此的感受和欲望时，这种亲密不仅能增进双方的信任和自信，还能帮助他们更深入地理解另一半，从而使对方在性生活中更加自如地展现自我。

伴侣之间深厚的亲密感能带来美妙的性体验，而美妙的性体验反过来又能加深双方的情感亲密度。

身体上的亲密接触

尽管对某些人而言，身体上的亲密接触已能满足他们的需求，但这种接触实际上还能进一步加深情感上的亲密。在身体的亲密接触中，我们有时会感到脆弱，这种脆弱反而使我们在情感上更依赖对方。

性亲密和情感亲密相辅相成

研究表明，性亲密和情感亲密会相互影响。2016年的两项研究发现，那些性满足程度较高的伴侣，他们的性爱频率也较高。重要的是，情感上的亲密使得双方能够更加开放地探讨性行为。

从进化的角度来看，安全感能够促进性欲的产生，因为在安全无忧的环境中，人们不需要承担像捕食一类的生存压力。随着人类的不断进化和适应，我们对安全感的需求已经超越了身体层面，延伸到了情感领域。当两人之间的感情出现波动时，性关系往往会面临诸多挑战。

关于信任

与伴侣相处的时间越久，信任就显得越为重要。信任作为人际关系的核心要素，建立在同情、诚实和始终如一的基础之上，能够加深情感亲密。信任不仅鼓励双方深入探索，还促进了彼此的独立性，这体现了"依赖悖论"的精髓：信任并非让双方变得更加依赖彼此，而是赋予他们勇气去探索更多。这种情感上的亲密使得双方愿意展现自己的脆弱，并能进行积极地沟通，坚守诚信原则。当能够与伴侣坦诚地表达自己的需求时，性关系也会因此得到加深。

为什么度假期间的性生活会感觉格外美妙?

换一个环境能为我们带来新鲜感,并促进某些"快乐激素"的分泌,但这只是好处之一。

度假时,我们与伴侣一同享受新环境,尝试新活动,这不仅能刺激大脑中的奖赏系统释放多巴胺,还能带来一系列积极效应,如重燃两人之间的激情。

忘却时间

在假期中,我们能够暂时摆脱"截止时间"的限制,无须再被待办事项、工作会议以及紧张的日程安排所牵绊。当我们全神贯注于当下的每一刻,不再为接下来要去哪里或需要做什么而感到焦虑时,我们就能全身心地沉浸于久违的性生活,而无须顾虑时间和地点的限制。而且,我们会以更加开放的心态去迎接那些突然涌现的欲望。

与伴侣一起度假,我们自然会享受到更多高质量的相处时光,而这样的二人世界在平时很少有机会享受到。度假不仅加深了我们和伴侣之间的情感纽带,还像一剂催化剂,让我们对彼此产生了更深的渴望。即使带着孩子一同度假,远离了日常生活的各种纷扰,我们也能感受到身心的愉悦和放松,这种独特的体验有助于重燃激情。

在度假时,我们更容易放松身心,并感到充满活力。

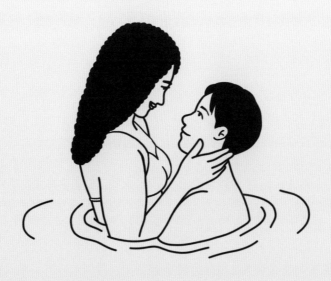

休养身心的机会

假期是补充睡眠的绝佳时机，而充足的睡眠对激发性欲至关重要。充足的睡眠有助于大脑有效处理和调节情绪，也有助于维持身体健康。睡眠不足会导致体内"压力激素"——皮质醇水平上升，进而抑制性激素的分泌。一项关于女性的调查显示，多睡一小时能显著增强她们次日的性欲。

短暂逃离，尽享当下

度假为繁忙的生活按下了暂停键，让我们得以远离熟悉的环境和人群，摆脱压力的束缚。它为我们提供了自由探索、尝试新事物的空间。对于那些享受度假乐趣的人来说，新环境本身就充满了吸引力，加之与新伴侣相处的时间有限，这种短暂性往往会让他们更加珍惜当下的每一刻，更加专注于眼前的体验。

性生活的最佳时刻是何时？

我们的性生活方式往往更多地受到生活习惯的左右，而非仅仅由生理结构决定。

鉴于人们大部分的性行为发生在卧室，且多数人晚上睡前都会待在卧室，因此，晚上睡前成为性行为的高发时段也就在情理之中了。

然而，尽管睡前是性行为的高发时段，但对于男性来说，核心性激素之一的睾酮实际上是在早晨达到峰值。也就是说，在没有生活压力和主观意识干扰的情况下，早晨醒来时往往是男人性欲最为强烈的时刻。除此之外，生物钟也在发挥作用。它不仅决定了我们是"早起鸟"还是"夜猫子"，还与激素相互作用，共同影响着我们的性欲高峰期。

但作为人类，我们无法完全摒弃自己的主观意识。这就是说，我们往往会根据实际情况做出主观调整，而不是仅仅依据生物本能。同样，生活环境和突发状况也会对性欲产生影响。如果你在早晨正忙于为新的一天做准备（对于有些人来说，还包括为年幼的孩子安排一天的活动），那么忙碌和不可预测的琐事会让享受性生活变得困难重重。而对于残疾人来说，享受性生活需要更多的前期准备，因此选择早晨进行性行为的可能性也相对较低。

哪些因素对你产生影响？

对有些人而言，早晨是一段没有日常琐事打扰的宝贵时光，这为他们提供了尽享性生活的机会，可以让身心都沉浸在愉悦之中。然而，对另一些人来说，睡前则是最为放松的时刻，因为此时除了睡眠，再没有其他事情能与美妙的性体验相媲美，而性行为和性高潮时释放的神经递质和激素（如催产素、催乳素和血清素）有助于他们安然入睡。

有些人觉得吃饱饭后立即进行性行为会大煞风景，因为饭后的困倦让他们感到不适，他们更倾向于沉浸在饭后的慵懒之中。还有些人会因为上夜班之类的现实问题只能在特定的时间进行性行为。

其实，性生活的最佳时刻，就是个人感觉最合适、最舒服的那一刻。综合考虑个人的喜好、生活方式以及心理上的感受，就能找到那些让自己性欲最旺盛、最愿意投入并享受性生活的时刻。

性生活的最佳时刻，是你感觉最合适、最舒服的那一刻。

一天中睾酮水平的变化

这种促进性欲的激素通常在早晨的7~9点达到峰值，随后水平会逐渐下降，到了晚上又会再度回升。

● 男性   ● 女性

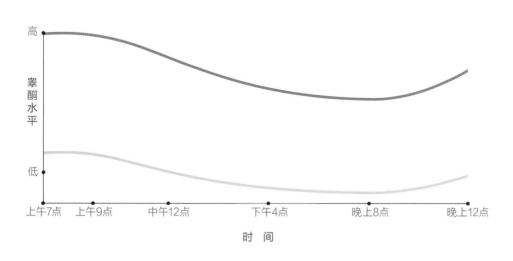

手机会影响伴侣之间的关系吗？

目前，智能手机已经成为我们最主要的社交工具。我们更喜欢发信息而不是面对面交流，更喜欢盯着手机屏幕而不是注视对方的眼睛。

智能手机是偷走我们注意力的窃贼，而这正是它们被设计出来的初衷之一。那些通过智能手机获取的信息，对我们的性生活既有帮助也有阻碍。在手机的应用程序中，我们可以检索到一些与性相关的内容，但这些内容往往不可靠，无法替代正规的性教育。智能手机成为很多人探索性的窗口，却在某种程度上减少了人们在现实生活中关于性话题的讨论。

手机确实容易让人分心

虽然手机是人际沟通的重要工具，但在与他人相处时，手机反而会像绊脚石一样阻碍沟通，特别是非言语形式的沟通，而这部分沟通对于性生活来说又尤为重要。2020年，英国一家美妆品牌"this works"进行了一项研究，结果，25%的受访者表示手机、电脑以及电视会干扰他们的亲密关系。对于45岁以下的人来说，上床睡觉前他们最常做的事情是使用手机，而不是阅读、看电视、拥抱、聊天或进行性行为，尽管其中有66%的人表示卧室通常是发生性行为的场所。

要控制手机使用的时间

当我们沉迷于手机时，我们对伴侣的关注度就会下降，通常表现为缺乏眼神交流、言语沟通和身体接触。然而，这些被错过的互动瞬间其实都是激发性欲的重要因素。一旦错过这些机会，我们就难以实现对性体验的积极探索。

• 观察自己伸手去拿手机的频率，试着在每次想要拿手机之前先暂停一下，思考在此刻是否真的需要使用手机。

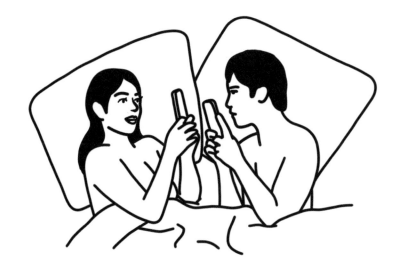

•尝试在睡觉之前避免使用科技产品。设定一个目标，比如睡前30分钟不看手机，将注意力转移到当下的环境中，与伴侣进行更多的交流和互动。

•与伴侣达成约定，在某些时间段内双方均不能使用科技产品，例如午饭时间或晚饭后两人一起坐在沙发上休息时。抛开外界的干扰能让你们更专注于彼此，促进双方的情感交流。

不知不觉中，手机已经成为我们不可或缺的"伴侣"。

放缓性生活的节奏能否重新激发欲望？

在性欲减退的时候，给性生活按下减速的按键，这听起来不像是重燃性欲的好办法。但有时候，换个方式确实能带来意想不到的效果。

无论性欲下降是由于性体验中的焦虑感所致，还是由于伴侣间性欲水平的不一致所致，暂时放缓性生活的节奏，而非彻底停止，都有助于避免问题进一步恶化。

不同的应对方式

20世纪70年代，W.H.马斯特斯和V.E.约翰逊提出了"感觉集中训练法"。这是一种通过拥抱、轻抚、按摩等触觉刺激的手段，让人体验和享受性的愉悦，从而克服对性行为的恐惧心理，建立和恢复自然的性反应的治疗方法。该方法对那些因心理因素（如焦虑不安、丧失性自信）而导致勃起功能障碍和早泄问题的人有较大帮助。它建议暂时避免深入的性行为，而是通过一系列逐步深入的触摸练习来恢复和改善性关系。这种方法在性心理治疗领域取得了一定成效，很大程度上是因为它帮助人们将愉快的触摸感受与自身的性欲建立了联系。

不过，也有人对这种方法的普遍适用性持保留意见。例如，对于刚刚经历过创伤的人来说，被他人触摸可能会引起痛苦的回忆。重要的是要认识到，并没有一种万能的方法适用于所有人，任何方法的效果都因个体差异而有所不同。

让性生活焕发新生

如果你感觉自己的性生活需要焕发新生，不妨尝试W.H.马斯特斯和V.E.约翰逊提出的方法。暂时逃离传统的性行为模式，可以激励你们以全新的方式去探索彼此。这一策略不仅适用于那些习惯以插入式性交为主导的伴侣，对于任何类型的性行为习惯而言都是可行的。我们的性观念往往深受社会文化的影响。因此，探索插入式性交之外的替代方式，能够帮助我们重新寻找自身的快感源泉，并审视之前的性交方式是出于习惯驱使还是出于个人选择。专注于性行为的即时感受，而非其结果，能够显著提升我们在这个过程中的敏感度。

对许多人而言，打破常规的性交模式，然后遵循一套新的"游戏"规则，这本身就充满了刺激。在这种充满欲望、渴望、挑逗和玩味的接触中，双方的敏感度会进一步增强，彼此都会感到更加兴奋，从而可能促成更多性行为的自然发生。这种提升敏感度的方法不仅适用于伴侣间的性互动，同样也可以用于自慰过程中，帮助你探索获得性快感的新途径。

趣味小练习

如果你们都有兴趣尝试，可以进行下面这项练习，这将为伴侣双方提供一个共同探索更多愉悦体验的机会。设定一个20分钟的计时器，在这段时间里，你们可以尽情地亲吻、轻抚和挑逗对方，但仅限于身体的非性感带。当计时器响起时，你们可以选择结束练习，或者继续以任何让你们感到愉悦的方式进行，关键是要专注于当下的感受，享受这一刻的欢愉。

"和解式性交"效果更好吗？

对于一些情侣来说，争吵和冲突可能会意外激发欲望，促成充满激情的亲密时刻，但这种方式对你和你的伴侣是否有效，要看具体情况。

伴侣关系中的双方都是既寻求依赖又追求独立的个体，难免会有争吵和分歧。至于"和解式性交"能否带来更大的满足感，以及它能否作为修复关系的一种有效方式，这往往取决于你和伴侣能否达成真正的和解。

对于那些希望修复关系、结束争吵的人来说，性行为往往有助于加速双方的和解进程。由于此时双方都处于情绪高涨的状态，这种状态下的性行为可能会为性体验增添更多活力，带来更加充满激情的性爱。在这种情况下，"和解式性交"能成为加深亲密感的一种方式。当两人在关系中遇到问题时，若能共同面对并解决这些问题，他们之间的情感联系将会更加紧密。在这个过程中，双方可能会展现出自己脆弱的一面，而这种脆弱感反而有助于增进彼此的亲密感，使他们感觉更加亲近。

然而，如果你和伴侣发现难以平息争论或找到有效的解决方案，那么"和解式性交"可能并不是一个好的选择。在这种情况下，你们可能会更倾向于退回到自己的世界里，而不是向对方靠近。因此，在冲突之后的一段时间内，双方可能会感到性欲减退。试图在不情愿的情况下激发性欲，反而容易引发厌恶的情绪，这对双方的性生活和心理健康都是有害的。

重要的是，"和解式性交"必须建立在双方自愿和同意的基础上。如果它成为一方想要发生性关系的惯用手段，那么这就不是维持伴侣关系健康稳定的最佳方式。这意味着双方需要寻找其他途径来为性生活注入激情。

发生冲突时，大脑的情绪中心杏仁核会被激活，并向身体发送或战或逃反应的信号。

在这种紧张状态下，人体会释放"压力激素"，如肾上腺素和皮质醇，导致我们的情绪异常强烈，甚至感觉难以自控。

甜蜜和争吵中都蕴含着激情。

"压力激素"会影响身体的生理机能，导致心跳加速、肌肉紧张、血流加速，使身体做好应对准备。

这种情绪激昂的状态可能会加剧紧张，激发激情。

此时可能会发生"情绪转移"，即从一种情绪激昂的状态转变为另一种同样激昂但性质不同的情绪状态，从而引发充满激情的"和解式性交"。

或者，紧张的氛围起到了抑制性欲的效果。有些伴侣需要先解决争吵和分歧，之后才能全身心地投入到性活动中。

什么能打开我们的"性开关"？

每个人的性动机都受到多种因素的影响，这些因素可以抑制或者激发欲望，进而调节我们的性兴奋水平。

20世纪90年代，性学家埃里克·詹森和约翰·班克罗夫特提出了"双重控制模型"这一理念。该模型有助于我们理解人的性欲是如何被外部因素所启动或抑制的，从而使我们对性唤起有了更深的认识。

想象一下，我们的体内有两个小系统：一个是性抑制系统，它就像是性反应中的"刹车踏板"；另一个是性激励系统，它就像性反应中的"油门踏板"。这两个"踏板"的敏感程度因人而异。这两个系统的平衡会受到诸多因素的影响，包括我们的情绪、所处环境。任何外部刺激都能微妙地调整"刹车"和"油门"的力度。大脑不断接收来自周围环境的信息，并据此判断何时应该"踩油门"，何时该"踩刹车"。

双重控制模型

这个模型深刻地揭示了性唤起过程的复杂性：我们在这一过程中会同时受到两个相反系统的调控，类似于驾驶汽车时刹车与油门的协同作用。有时，你正沉浸在强烈的性冲动中，渴望享受性带来的愉悦，但对方的某个不经意动作却可能意外触发了你的性抑制系统，让你的性欲瞬间消退。相反，某些因素能激发你的性激励系统，比如身处一个私密而安静的空间，让你的性欲瞬间高涨。这一现象让我们认识到，性反应出现启动障碍时可能是大脑在复杂环境中同时处理大量信息所致。

此双控模型在性行为研究中得到了广泛应用。它强调，尽管性功能在某些方面存在共性，但要准确分析性欲问题，就必须充分考虑每个人的独特情况。

识别性唤起过程中的阻碍和助力因素

这个双重控制模型提醒我们，明确自己的"兴奋点"有助于提高性生活满意度。通过自我提问，我们能更有效地识别出性唤起过程中的阻碍因素（即"刹车"）和助力因素（即"油门"），针对这些问题做出调整，从而优化性爱体验。

以下是一些值得深思的问题：

• 你的身上是否有某个部位特别敏感，一旦被触碰就会激起你的性欲？

• 当处于美妙的氛围中，比如在柔和

的灯光下或被悠扬的音乐包围时，你是否会感到更加放松？

• 在性行为过程中，你是否容易因为外界噪声等问题而分心？

• 你是对亲密的伴侣还是对陌生人更容易产生性幻想？

• 你的性欲是否会随着压力过大而消退？

对大多数人来说，问题更多出在"刹车"上，而不是"油门"上。找到那些总是让你踩下"刹车"的阻碍，然后有针对性地"处理故障"，或许能让你的性体验变得更加顺畅和满意。

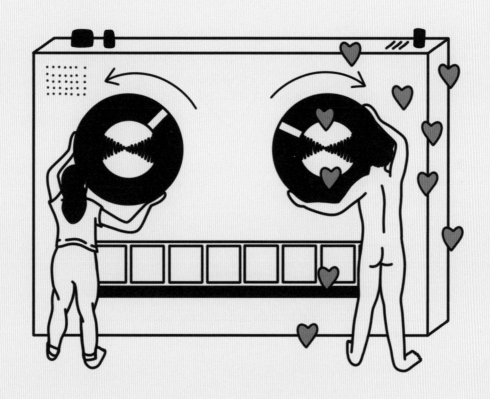

为什么在没有欲望时也能性唤起？

我们的主观欲望和生理反应之间存在的脱节现象有时可能会让人感到困惑。

面对性刺激时，我们的主观欲望和生理反应有时会出现不一致、不协调的情况，这种现象通常被称为"身心性唤起不同步"，由艾米丽·纳高斯基在其2015年出版的著作《做你自己》中提出。具体来说，这种情况表现为：生理上有反应，但心理上无感；心理上有欲望，但生理上无反应。例如，一个男人出现了勃起，但他内心并没有强烈的性欲；又如，一个人内心非常渴望性生活，但身体却无法产生相应的生理反应。

在某些特定场合，如医院体检时，身心性唤起不同步可能会出现。例如，在接受医生的检查时，有些男性出现了阴茎勃起，而有些女性出现了阴道润滑，但很明显此时的他们并没有想要和体检医生发生性关系的冲动。这是因为他们的大脑已经将正在发生的触摸感觉编码为与性相关的信号，但大多数情况下，他们并未对触摸自己的人产生心理上的性冲动。这只是身体对触摸的一种无意识的、自动的生理反应。从书中第132~133页讨论的双重控制模型来看，这种情况就像是大脑在无意识中踩下了性反应的油门。

这也解释了为何一些受害者在遭遇性侵时，尽管内心毫无欲望，身体却可能出现性兴奋的反应。这是因为他们的身体在不受意识控制的情况下，自动产生了生理反应。此外，受害者的大脑还可能会将性与危险、痛苦或威胁等负面情绪紧密联系起来。这种心理创伤如此之深，以至于受害者在安全、积极的环境中也难以产生正常的性兴奋。

这一现象凸显了性生活中沟通的重要性。我们必须认识到，身体的生理反应（如阴道湿润）并不能直接代表对方已经同意进行性行为。实际上，我们的大脑会接收到来自周围环境的各种复杂信息，这些信息甚至可能比我们自己感知到的更为丰富。因此，直接而明确的沟通是确保双方意愿一致、避免误解的关键。

应对身心性唤起不同步的方法

当我们产生欲望却难以集中注意力时，我们往往会感到困惑和不安，这种情绪会阻碍我们的性唤起。同时，外部因素（如工作压力）也可能导致我们的身心在性唤起上出现不同步，从而影响我们为性活动做好准备。另外，在人生的某些阶段，比如女性进入更年期时，由于雌激素水平下降，可能会出现阴道干涩的情况，这也容易导致身心的性唤起不同步。我们如果对这些生理现象缺乏足够的认识，就容易产生自我批评和自责的情绪。

然而，一旦我们清楚了自己的身体正在发生的变化，就能在性生活中做出有益的调整。比如，我们可以通过正念练习提高自己的专注力，或者使用润滑剂来帮助身心更好地达到同步唤起的状态。

女性的身心性唤起同步情况

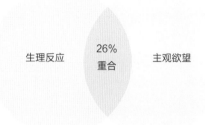

男性的身心性唤起同步情况

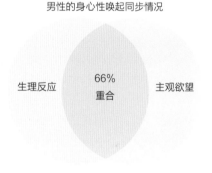

身心的性唤起同步调查

在2010年，心理学家梅瑞狄斯·奇弗斯研究发现，在身体性唤起的同步程度上，男性身心的同步值比女性的要高。具体来说，男性的同步值高达66%，而女性仅为26%。这种差异可能是由于男性的身体唤起表现更为明显，能帮助他们更快地在心理上与身体的唤起状态建立联系。

如何更好地感知性唤起？

性唤起是性体验中的关键环节，因为它能在此刻激发起我们想要享受性生活的欲望。

花时间深入了解自己的喜好与不悦，将帮助你更加专注于身体的真实感受，减少对自己性反应是否"正常"的过度评价，因为这些评价往往会阻碍性生活的顺利进行。

找到自己的性感带

这是一个深入了解自己身体的过程，可以长期练习。你可以根据自身状况来调整练习的程度。这些练习并没有固定的目标，只是为了让你感受性唤起是如何逐渐激发自己的欲望的。

•选择一个让你感到舒适的环境，无论你是穿着内衣还是赤身裸体，只要你觉得自在即可。可以通过播放音乐、将灯光调暗等来营造出理想中的性交环境，避免任何可能抑制欲望的因素出现。

•接下来，进行深呼吸练习，这有助于促进副交感神经系统的活动，从而放松身心。深呼吸，从1数到4，憋气，再从1数到4，之后缓慢呼气，同样从1数到4。在开始下一轮呼吸之前，保持肺部放空。重复此练习3到4次。在呼吸时，你要感受空气从鼻腔进入，流经体内，再从口腔排出，同时注意身体的哪个部位在起伏。

•呼吸过后，将双手放在头顶上，保持这个姿势。当你想要开始时，用手轻轻按压头部，穿过头发，然后依次抚摸脸部、耳朵和颈部。根据个人喜好调整抚摸的力道和方式。在双手移动的过程中，勇敢地探索自己的性感带，更重要的是，让愉悦感成为你的向导，仔细留意自己的感受，并享受其中。

•在用手指轻触身体时，你可以适时变换抚摸的手法，比如让指尖在肌肤上轻盈地滑过，或是用掌心温柔地按压。记得在轻抚、按压时，也包括与性相关的身体部位（如胸部或生殖器），但切记不要仅仅局限于这些部位，而是要全面地，从头到脚逐一探索。

•在触摸的过程中，要细心体会哪些部位带给你愉悦，哪些部位可能会减弱你的性欲。同时，也要留意自己的思维与情绪状态，检查是否有因习惯或恐惧而回避触碰的某些区域。在探寻个人的敏感区时，你可能会不自觉地对自己的身材或性

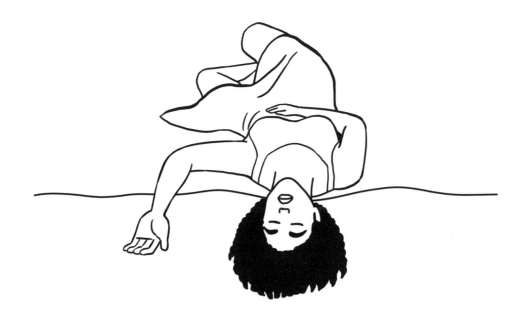

功能产生负面看法。有时，对自我形象的不满或羞耻感会成为障碍，让你难以全然沉浸于当下的感受。专注于当下的体验，或许能助你摆脱这些负面情绪，尽情享受那份欢愉。

如何拥有良好的性体验？

有一些情况有助于我们的身心达到同步唤起的状态。卡伦·格尼博士在其著作《留心差距》中提到了三条有助于实现良好性体验的建议：

• 心理唤起：心理上感到放松，并在内心有所触动。

• 身体接触带来的快感：通过身体的接触产生愉悦感受。

• 享受当下：不被外界干扰。

理想状态下，如果能同时做到以上三点，将有助于我们获得强烈的性快感。

谁先提出性需求有那么重要吗？

许多伴侣之间会发展出一套只有两人能理解的性行为开启方式，比如使用特定的暗号或语言。然而，当性生活陷入固定模式时，问题就有可能随之而来。

由于受到传统观念的影响，人们往往认为男性在性需求的表达上应更为主动，而女性则更多地处于被动回应的位置，这是因为男性具有更强的性需求，所以更有可能首先提出。

此外，一种广为流传但未必准确的观点认为，睾酮使得男性更容易产生自发性欲望，而相比之下，女性的自发性欲望较少。然而，这些假设并不符合所有人的实际情况。尽管如此，人们还是倾向于根据自己的固有观念来塑造性行为应该如何进行的想法，即使这些想法并不适用于他们自己。当这些问题给性生活造成压力时，伴侣之间或许会抱怨说："如果我不主动提出，那我们之间永远不会发生性关系。"

"你似乎只有在产生的时候才会靠近我、亲吻我。"

打破性别角色的束缚

2018年，美国开展了一项涵盖4175个人的研究，结果发现：在异性恋关系中，28%的女性表示她们经常主动提出性需求，相比之下，有50%的男性表示他们经常这样做。

有趣的是，当异性恋女性在性生活中运用性幻想时，她们主动提出性需求的比例显著提高了25%，这表明性幻想有助于她们摆脱传统性别角色的束缚。

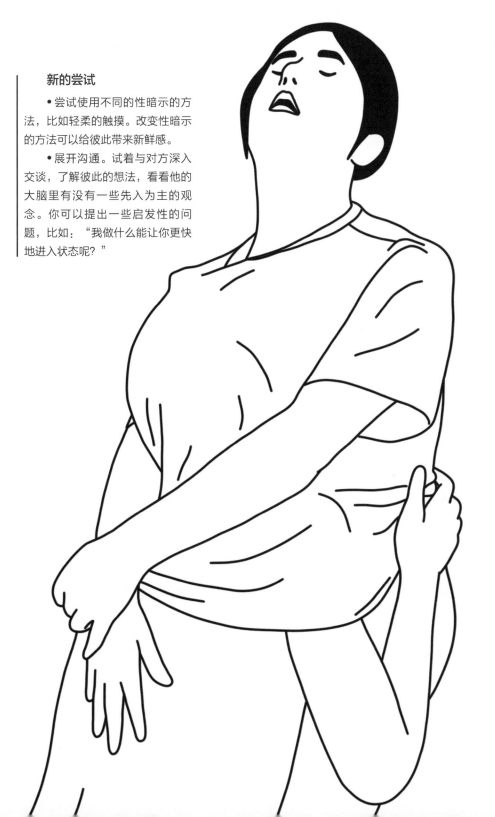

新的尝试

• 尝试使用不同的性暗示的方法，比如轻柔的触摸。改变性暗示的方法可以给彼此带来新鲜感。

• 展开沟通。试着与对方深入交谈，了解彼此的想法，看看他的大脑里有没有一些先入为主的观念。你可以提出一些启发性的问题，比如："我做什么能让你更快地进入状态呢？"

怎么在不伤害伴侣的情况下说"不"呢？

通常，由于担心引起伴侣的性冲动，我们有时候会避免亲密接触，以试图管理伴侣的期望。

当你没有性欲、不想要发生性行为时，你有权利拒绝对方提出的请求。无论处于什么时间、什么地点，出于什么原因不想要发生性关系，你都有绝对的权利说"不"。在任何情况下，与伴侣之间保持积极且开放的沟通都很重要。在相互尊重的前提下，找到一种既能表达拒绝又不会让对方感到被伤害的方式，可以极大地增强彼此之间的信任和理解。

有趣的是，研究发现人类进行性行为的动机多达237种，而这些动机并不总是直接与性欲相关。尽管性行为通常与追求快感有关，但实际情况要复杂得多。例如，人们可能出于渴望亲密关系或仅仅是为了改善睡眠而想要发生性关系。有时我们也会发现，当自己愿意回应对方的调情时，可能会激发出一种反应性欲望，从而让自己沉浸在性爱的愉悦之中。

委婉的拒绝方式

• 避免使用含糊不清的表述。不明确表达自己的想法或态度可能会让对方产生疑虑。应该清晰地表明自己的意愿，例如："今晚我没有性方面的想法，但很想和你一起躺在床上看电影。"

• 认真倾听伴侣的反馈，这样能让伴侣感受到你对他的关心。例如："我理解你的想法，但我实在没有心情。"这样的回应有助于让对方感受到尊重。

• 如果你想尝试一些新的活动，但又担心效果不佳，不妨坦诚地告诉对方。在感到有压力而不得不继续时，人们往往会感到不适，甚至触发或战或逃反应。相反，直接表达自己的感受能帮助你专注于当前的事情，并可能引发对方的共鸣。

• 给予对方安慰和关爱，明确告诉他，这次说"不"并不代表对他的拒绝。性行为需要双方的共同参与，它是伴侣关系中的一部分，需要双方不断地进行协商和沟通。

沟通=理解

学会向伴侣清晰地表达自己的需求，能够增进彼此之间的理解，减少误解和伤害，有时还能让我们体验到反应性欲望带来的愉悦。

当我们明确表达出自己不想发生性行为时……

当我们没能清楚表述"我现在没有心情发生性行为时"……

清楚的表达可以避免传递出错误信息，使我们可以无忧无虑地享受亲密时刻，依偎在对方怀中，而不用担心此举会带来什么后果。

我们可能会避免与对方进行那些表达爱意的亲密行为，如不敢偎依在对方的怀中。

如果我们不向伴侣解释当时的感受，他们可能会感到被冷落。

我们可能只想享受身体上的亲密接触，因为这样的接触会促进我们体内催产素的释放。

这种身体的亲密接触会激发反应性欲望。当我们对当下的感官刺激做出回应时，我们的情绪可能会发生变化，接下来还有可能和伴侣享受性行为。

清晰的交流能够避免伴侣陷入因误解而导致的信任危机中。

性生活差距

　　在涉及性的话题时，我们常常会察觉到，自己真实的性生活体验与内心憧憬的理想性生活之间存在着一定的差距。这一问题由于以下事实而变得更加错综复杂：我们所接收到的关于性的信息往往与我们实际生活的情况并不一致。更为糟糕的是，为了填补这种差距，有些人可能会寻求并依赖错误的信息，甚至将自己的性幻想和感受误认为是客观事实，进而对自己的性生活感到不满。其实，掌握准确且健康的信息，能够帮助我们顺利地走出对性的认知误区。

为什么我的伴侣更容易达到性高潮？

男女在性高潮体验上往往会存在差异，有些人因此感到苦恼。

未能达到性高潮会对每个人产生影响。在异性恋关系中，男性体验性高潮的频率通常高于女性。这一差距最早在现代性学研究中被提及。1953年，A.C.金赛在其著作《女性性行为》中指出，婚前有36%的女性从未体验过性高潮，而婚前男性全都有过性高潮体验。后续研究进一步显示，女性达到性高潮的次数通常少于男性。不过，也有研究显示，男女之间的性高潮差距正在逐渐缩小，这可能是因为女性可以通过自慰等方式来获得性高潮。

揭秘男女的性高潮差距

性学心理学家劳里·明茨在其著作《成为性知情者》中指出，男女性高潮差距的一个主要原因是我们对女性如何获得性愉悦缺乏充分的教育。从历史角度看，生物学、社会学及教育学过于关注阴茎插入阴道的性交方式，这种关注更多地聚焦于男性

男性更容易达到性高潮吗？

2017年的一项研究对比了不同性别的人在一个月内经历的性高潮次数。结果显示，女性经历的性高潮次数比男性少。她们如果接受伴侣的阴蒂刺激或深情热吻，则更有可能达到性高潮。

在参与调查的男性中，有95%的人表示，和伴侣发生性行为时通常能够达到性高潮。

在参与调查的女性中，有65%的人表示，和伴侣发生性行为时通常能够达到性高潮。

如何达到性高潮，而忽略了女性的感受。将阴茎插入阴道视为性交的唯一方式，这种想法显然忽视了刺激阴蒂头的重要性。其实，刺激阴蒂头才是大多数女性获得性高潮的主要途径。

有些人声称"阴道高潮难以实现"，这种观念不仅会破坏女性的性体验，还会降低女性对性快感的期望值，甚至让她们错误地认为性高潮只是偶尔得来的恩赐。

如果伴侣在性生活中无法充分体验到性快感，难以达到性高潮，这可能会让双方都感到沮丧。因此，了解自己的身体状况，并就性快感、性高潮与伴侣进行坦诚沟通，有助于缩小性高潮差距，为双方创造更加满意和愉悦的性体验。

很多女性忽视了阴蒂头的重要性，而阴蒂头是使女性达到性高潮的关键身体部位。

虽然调查显示，男性比女性达到性高潮的次数更多，但这并不意味着男性比女性更容易达到性高潮。

一般来说，女性不像男性那样把"达到性高潮"视为每次性交必须完成的任务，也可能是由于羞涩而很少说出自己的需求。

对很多女性来说，通过自慰达到阴蒂高潮要比阴道高潮更加容易。

假装达到性高潮有用吗？

在性生活中，有些人可能会选择假装达到高潮，这看似无害，实则可能带来长远的负面影响。

据美国一项研究显示，有58%的女性曾有过假装性高潮的经历，而另一项研究则指出，28%的男性在插入式性交中也曾假装过性高潮。

为什么会选择假装性高潮？

下面是一些常见的理由：

• 保护伴侣的感受：女性往往更倾向于为伴侣的感受负责。2022年，美国的市场研究公司尤格夫进行的一项调查显示，56%的女性表示愿意取悦伴侣，而只有42%的男性持相同态度。很多人在性关系中，由于担心坦诚地表达自己的感受（比如没有达到性高潮）会让伴侣难堪，因此选择假装自己达到了性高潮。久而久之，这些人会形成一种难以改变的行为模式或心理反应，一直演下去。

• 自我批评引发的羞耻感：我们常常将无法达到性高潮视为自己的问题，这种自我批评容易引发羞耻感。

• 维护在伴侣心中的形象：我们不想让伴侣觉得自己在性生活方面表现不佳，或者担心无法达到性高潮会影响伴侣对自己的评价。

• 受到一些传统观念的影响：一些根深蒂固的观念认为，性高潮是性生活成功的标志。

然而，这种"努力"是有问题的。过分关注伴侣的感受可能会抑制我们的性动机。此外，这还可能助长一些谣言的传播，比如"女性在插入式性交中更容易达到性高潮"。当伴侣误以为他们能让我们满意时，他们往往会重复那些自认为有效的性行为，但这些行为并不一定能带来真正的性快感。

不是非要达到性高潮

良好的性体验能带来很多益处，性高潮只是其中之一。当我们对性高潮过度关注时，反而可能阻碍了它的自然发生。如果你发现自己难以达到性高潮，不妨尝试以下几个方法：

•探索哪些行为能让你感到愉悦。这种感受是主观的，每个人都不尽相同。当你发现哪些行为让你感觉良好时，你可以告诉伴侣，并邀请他一起体会这种美妙的感受。

•坦诚地沟通。不要猜测伴侣的喜好，而是直接询问并分享彼此的感受。这样的交流不仅能增进你们之间的了解，还能让双方在性生活中获得更加愉悦和满足的体验。

•放下对性高潮的执着追求。性生活中的快乐并不仅仅局限于性高潮，如果我们过于关注何时能达到性高潮，反而可能会给自己带来不必要的压力。尝试将注意力转移到自身感受上，享受每一个瞬间，而不是过分追求结果。

为什么谈论性会有禁忌感？

虽然在过去的几十年里，人们谈论性话题的开放程度已经有了显著提升，但目前，性仍然不是一个可以在日常生活中随意讨论的话题。

我们有时会注意到，那些从事性相关行业（如情趣用品）的工作者往往会被人们视为不正经，他们无法像其他健康领域的专业人士那样受到应有的尊重和平等对待。很多人错误地认为，谈及性就是涉及色情，这使得性话题在社会中更加敏感，人们往往避而不谈。

有些人担心，与孩子讨论性会促使他们早熟。实际上，研究表明，在适当的年龄接受科学的性教育，可以推迟青少年首次发生性行为的时间，并且使他们更愿意采取避孕措施。在墨西哥的一项性教育计划中，具有专业知识水准的老师向学生传授性知识之后，会有83%的学生在发生性行为时采取避孕措施；相比之下，在不具备专业知识水准的老师向学生授课之后，这一比例仅为58%。

众多专家和性健康领域的专业人士都强烈建议开展适龄的性教育。他们强调发生性行为的前提是双方的同意，倡导保护儿童免受性骚扰和性侵犯，并帮助孩子们学会识别哪些是不适当的肢体接触。此外，如果孩子们无法从正规渠道获取科学的性知识，那么他们就有可能被虚假信息所误导。例如，当青少年无法获得全面、准确的性知识时，他们往往会求助于同伴或网络上的不实信息。

性话题讨论中的不自在

如果我们和某人谈论性话题，对方感到不自在，那么我们通常能敏锐地察觉到对方的不适。肢体动作作为交流的一

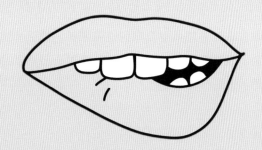

个重要组成部分，会透露出很多信息。例如，对方出现了下意识地躲避眼神，或是将双臂环抱在胸前，这些动作常常暗示着他们感到不适或尴尬。而且，当我们内心深处对性话题持有保守态度时，我们也可能不自觉地展现出类似的肢体语言信号。

隐私与需求的并存

实际上，那些真正发生过性行为的人数，与那些愿意公开讨论性话题的人数之间，存在着显著差距。当然，有些人非常看重自己性生活的隐私，不愿将其公之于众，这是可以理解的。然而，也有些人认为性不应该被公开讨论而自动回避这类话题。

2021年，女性成长网站"peanut"与冥想网站"headspace"联合进行了一项针对女性的调查。调查结果显示，伴侣之间缺乏关于性话题的讨论会对彼此的性健康和性满足感产生负面影响。此外，研究还发现，仅有27%的受访女性愿意与医生讨论她们的性生活，而有13%的受访女性会和朋友交流，以寻求改善性生活的建议。尽管如此，仍有高达70%的女性表示她们渴望获得能够帮助改善性生活的信息。

虽然社会中性话题的讨论度越来越高，但我们在谈论性时还是常常会觉得尴尬。

为什么我感觉同房像一场表演？

许多人在性生活中会遇到这种困扰：过于关注自己的行为表现，而不是真正投入并享受其中。这种心态无疑会削弱性带来的愉悦感。

性行为本就是动作与感受的交融，我们的身心在此时紧密相连，无法分割。然而，当自我批评或埋怨的念头侵入，干扰了性唤起的进程时，问题便接踵而至。别忘了，大脑堪称人体最大的性器官，性行为离不开它的参与和助力。

侵入性思维带来的困扰

在性行为过程中，若我们过分在意伴侣的感受及他们对我们表现的看法，性行为便容易变得像一场表演。这时，我们满脑子可能都是"我该如何表现得更好""我该做些什么来取悦对方"之类的念头。这些想法往往源自我们内心深处那些根深蒂固的性观念。我们不停地胡思乱想，比如，"我这个角度看起来应该还不错吧？""时间是不是太短了，我表现得

侵入性思维会削弱性体验的快感。

还好吗？""好想换个姿势，但又担心他不喜欢。"

这种"表演感"很大程度上源于我们对性持有的刻板印象，这种印象又因我们对性的了解过于片面而不断被加深。觉得自己在表演，是因为我们错误地认为性行为可以通过达到某种外在标准来衡量，从而忽视了它本质上是一种主观且私密的体验。

表演的紧张感会影响性体验

在性行为过程中，如果你感到紧张，这种情绪会被大脑解读为一种潜在的威胁。为了应对这种威胁，大脑会启动应激反应，促使皮质醇和肾上腺素等激素大量释放。这一过程可能会抑制性唤起，因为性唤起需要一种放松和专注的状态，而应激反应带来的则是紧张情绪。这种情况就像给性欲踩下了一脚"刹车"，导致性唤起过程中断，进而阻碍了性行为的顺利进行。

过度关注自己的表现会削弱性体验

当你过度关注自己的表现时，性体验的质量往往会下降。因为当你把大部分注意力集中在如何表现得更好上时，你就容易忽视身体传来的愉悦感受，导致这些感受逐渐减弱。这样一来，你获得快乐和满足感的概率会显著降低，最终可能导致性欲明显下降。

表现焦虑带来的问题

在性生活中，如果我们过于关注自己的表现并因此感到担忧或焦虑，这些情绪会逐渐侵蚀我们的性欲，甚至带来性功能障碍等问题。长期的表现焦虑可能对伴侣关系产生负面影响，导致伴侣之间对彼此的反应产生误解或不满，进而引发信任问题或情感上的疏离。

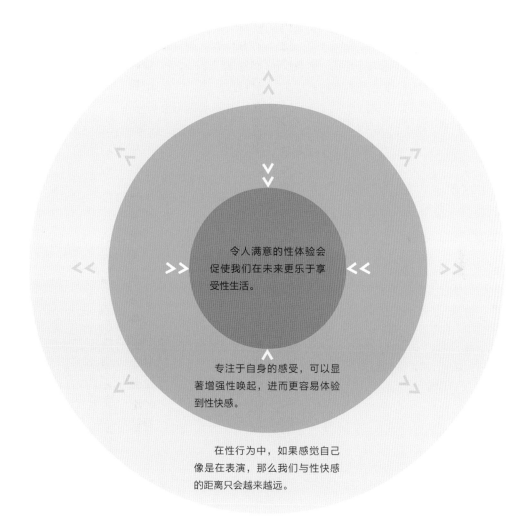

令人满意的性体验会促使我们在未来更乐于享受性生活。

专注于自身的感受，可以显著增强性唤起，进而更容易体验到性快感。

在性行为中，如果感觉自己像是在表演，那么我们与性快感的距离只会越来越远。

什么是"正念性爱"？

"正念"是通过有目的地将注意力集中于当下，不加评判地觉知一个又一个瞬间所呈现的体验而涌现的一种觉知力。在性体验中，我们能自觉地将注意力集中在自己的感受上，而不会评判自己或对方的表现，这就叫"正念性爱"。

正念练习是一种训练方法，它要求我们有意识地关注并感知当下的每一个瞬间，同时不对这些感知做出任何评价。这种练习能够帮助我们避免将注意力转移到那些可能引发压力反应的侵入性想法上。对于那些在性生活中出现问题（比如性欲下降、难以全身心投入性生活）的人来说，正念练习尤为有益。正念练习能够帮助他们更好地应对这些挑战，专注于当下的性体验，减少不必要的干扰和负面情绪的影响。

正念性爱带来的好处

心理学家劳瑞·布罗托研究了正念性

将正念带入你的生活中

培养正念是一个循序渐进的过程，并非能在一朝一夕之间达成。将以下习惯融入你的日常生活中，将有助于你在性体验中更好地融入正念。

留心日常生活中的点滴乐趣。记录下那些让你感到开心的日常小事。无论是第一口咖啡带来的醇香，还是朋友的温暖拥抱，关注这些除性行为之外的愉悦体验，都有助于你在性行为中更好地察觉和体验类似的感受。

采取接纳而非质疑的态度。当各种焦虑的想法涌现时，不妨坦然面对它们的存在。你只需要提醒自己："这只是个念头，而不是真正发生的事实。"要知道，人的大脑每天如潮水般涌现出成千上万的念头，而你无须被它们牵绊。

当我们成功地把注意力从干扰因素中转移出来，专注于感官体验时，我们就为自己创造了更多唤起性欲的机会。

爱对癌症病人带来的帮助。她发现，将注意力集中在身体感知上，不仅能提高对身体唤起状态的感知能力，还能实际提升身体的性唤起水平。定期的正念练习被证实可以有效增强大脑的专注力。此外，有研究指出，正念练习能够减轻心理压力，并降低"压力激素"——皮质醇的水平。而

积极的情绪状态往往能帮助我们更有效地应对压力，找到解决问题的方法，并维持良好的心理健康。当我们感到更加平静和专注时，这种状态能为身体的性唤起提供有力支持。

关注自己的呼吸，能让你更加敏锐地感知到当下身体所发生的细微变化。通过采用缓慢而深沉的呼吸方式，你会感到更轻松。进行这种呼吸练习，有助于你在性行为中更加专注和沉浸。

放平心态。当你能够以更自然、更享受的态度面对性生活时，你才更有可能全身心地投入其中，从而增强性体验的满足感。

充分调动自己的感官。学会用眼睛、鼻子、耳朵等感知周围的一切，这样做有助于你专注当下。

营造一个理想的性交环境。比如播放美妙的音乐、将手机搁置一旁、享受热水澡等，这么做可以给你繁忙的思绪放个假。

规划性生活日程会让人丧失激情吗？

很多人认为，性生活的最佳体验应当是自然而然发生的，而事先精心策划的性生活日程往往缺乏那种即时的刺激感。实际上，提前规划出性生活日程，不一定会减少性所带来的兴奋与愉悦。

对许多人而言，在繁忙的日常生活中，提前规划性生活日程是一种实际且务实的做法。无论是处于恋爱关系中还是单身状态，人们往往倾向于在夜晚临睡前进行性行为。因此，我们在不知不觉中形成了固定的性生活日程。这种非正式的安排之所以有效，是因为经历了一天的忙碌后，我们的身心能够放松下来，不易受到其他事情的干扰，从而让自己更加专注于满足性需求，并珍惜与伴侣亲密接触的机会。

尽享亲密时刻

虽然制订性生活日程表很重要，但我们不应将其当作一项任务去刻板地完成。通常，对性行为的期待会像催化剂一样，激发我们的欲望。然而，如果我们此时在性方面存在困扰，强行遵照日程安排可能会引发焦虑，甚至导致自己产生回避行为。此外，过度规划性生活日程可能会削弱我们在其他亲密行为中获得的乐趣。

如果我们不局限于仅仅按照计划或日程来安排性活动，而是也为拥抱、亲吻、牵手、聊天等其他形式的亲密互动预留充足的时间，那么这些温馨的交流很可能会以一种更为自然的方式引导性行为的发生。培养双方之间更多样化的亲密互动习惯具有积极意义。研究表明，那些经常亲密互动的情侣，往往能够体验到更加深层次的性满足。这背后的关键在于，那些情侣懂得主动规划性生活的时间，而不是仅仅顺其自然，被动地等待性生活的到来。

从心理学角度来说，刺激的反复呈现会使个体的反应强度逐渐降低，这个过程叫作习惯化。习惯化可能会导致性欲显著降低。如果提前规划的性生活日程让性欲减弱，那么可以尝试加入一些新的变化，比如调整灯光氛围、尝试不同的性交姿势、更换性行为地点、使用润滑剂或情趣玩具等。这些变化能够带来新鲜感，从而促进多巴胺的释放，进而增强人们的欲望。

自发的性行为更令人着迷吗?

当两人初陷爱河时,自发的性行为往往会频繁出现。有些人将这类性行为看作爱情至高无上的象征。他们认为,这种无法自控的自发性欲望能够点燃激情,带来热烈而刺激的性体验。相比之下,与同一个人长时间保持性关系,可能会让人感觉性生活越发单调乏味。

然而,如果我们从另外一个角度来看待自发的性行为,它或许更多地体现了我们与某人初识时的那份激情与冲动。在这个阶段,两人之间的性爱货币(详见190页)通常非常充裕——我们相互给予的关注,如接吻、眼神交流、触摸和关怀,都是激发欲望的关键因素。此外,在这个"蜜月期",由于尚未形成固定的性生活日程表,人们更愿意通过性行为来加深情感联系。尽管随着时间的推移,性行为可能会逐渐变得常规化,但这并不意味着其带来的满足感会随之减弱。

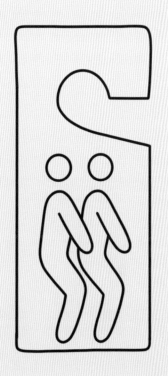

不管性行为是自然而然发生的还是事先精心规划好的,我们应该关注的核心是性快感本身。

一个人交往的伴侣数量能说明什么吗？

仅仅依据一个人交往的伴侣数量来衡量这个人的性体验质量，这显然是一种过于片面和狭隘的看法。

不少人误以为，交往伴侣的数量与个人的性体验之间存在一种正相关的关系。这种误解促使一些人对"数量偏少""数量适中""数量偏多"做出了各种主观的臆测。其结果就是，当感觉自己交往的伴侣数量过多或过少时，我们可能会因此产生负面的自我评价，因为我们长久以来所接受的观点就是伴侣数量过多或过少都暗示着某种问题。

不客观的评价标准

单纯以一个人交往伴侣的数量来判断其性体验质量是不够客观的。尽管我们知道了这个人交往伴侣的数量，但对于性生活的其他核心要素（如身心愉悦程度），我们却毫无了解。

那么，性体验的衡量标准是什么呢？是依据性行为的频率吗？还是依据达到性高潮的次数？抑或是单纯以交往伴侣的数

实现良好的性体验

良好的性体验并非源于过往的性伴侣数量，而是源于我们对性的认识水平、对性知识的掌握程度以及和伴侣之间的沟通方式。

和伴侣的良好沟通有助于我们更清晰地表达自己的欲望，并倾听对方的需求。

性满足感是一种主观的个人体验，它随着人的一生经历高低起伏的变化。

从可靠的来源获取全面、科学的性知识，将增强我们在与伴侣讨论性话题时的自信心。

性体验是一种主观感受，每个人会依据自己的标准来评价它。

量为准？如果与一个伴侣维持了多年的亲密关系，这段经历该如何衡量呢？或者，如果与伴侣非常相爱却并未发生性行为，这段经历又该如何衡量呢？还有，像自慰等性行为能否纳入考量范围呢？

难以找到统一的衡量标准

性体验是一种极具主观性的个人感受，每个人对于性体验的理解和期望都各不相同。因此，要找到一个普遍适用的标准来衡量性体验的质量确实相当困难。更何况，人的经历和感受也在不断地变化和发展。关键在于，我们需要清晰地认识自己的性需求，并持续地进行学习和探索，这样做有助于提升我们的性体验。

消除了在性生活必须表现完美的压力，也就减轻了对自身缺乏经验的担忧。

我们的信心逐渐增强，而不会担心失败。

不以目标为导向会让我们更加专注于自身的感受，而不会被"必须达成目标"这种想法所干扰。

如何走出性生活的舒适区？

在性生活方面，我们的理想状态与实际情况之间往往存在差距。正视这种差距，可以激发我们寻求改变的动力。

当我们陷入一套固定的性行为模式时，我们实际上是在故步自封于舒适区内。了解舒适区背后的心理学原理，将有助于我们打破桎梏，勇敢地走出舒适区。

当我们不断重复那些缺乏挑战性的行为时，大脑会逐渐习惯这种常规模式。而当我们试图打破这种模式，踏入一个未知的领域时，大脑会对潜在的风险十分警惕，变得胆怯畏缩，不敢上前。因此，我们往往倾向于沿用原有的思维、情感和行为模式为人处事，不愿走出舒适区。

寻找改变的动机

想要走出性生活的舒适区，我们首先需要明确改变的动机。首要之务是询问自己为何渴望改变，这样才能清晰地识别出潜在的障碍。接下来，我们必须勇于直面内心浮现的消极念头，这些念头往往源自那些根深蒂固的传统观念。我们需要努力将这些消极思维转变为积极思维。如此，我们便能调整自己的性爱观，并激励自己在人生的旷野中去探索、去挑战。

勇敢探索未知领域

为了缩小理想性生活与现实性生活之间的差距，我们可以尝试以下调整：改善与伴侣的沟通方式，并识别出那些总是妨碍我们享受性生活的想法。我们对性的理解越积极、接纳程度越高，就越能摆脱羞耻感的束缚。做真实的自己不仅能提升我们的自信，还能激发我们勇敢探索未知领域的勇气。

走出舒适区

走出舒适区需要花费一定的时间。一个有效的做法是绘制一张图表，将各种性行为按照从"最舒适"到"最不舒适"的等级进行分类，并将它们依次排列在图表的不同区域。这样，你就可以更清晰地思考在尝试走出舒适区的过程中，哪些区域能给你带来成长，而哪些区域只会让你止步不前。

为了走出舒适区要问的问题：

我想要什么？

有哪些障碍会影响我走出舒适区？

如何才能用不同的视角看待这些障碍？

在尝试一些新鲜事物的时候，我会有什么感受？

我学到了什么？我是否能够继续探索？

在舒适区内，我们的大脑往往倾向于遵循既定的思维模式去工作。尽管这样能给予我们一种对周遭事物的掌控感和安全感，但在性生活方面，这种状态并不一定能够带来满足感。

在恐惧区内，当我们面对改变时，我们可能会感到焦虑，这种焦虑情绪容易促使"压力激素"——皮质醇的分泌。此时，我们会担心改变带来不利后果。

在学习区内，尝试新事物能给我们带来成就感，这种成就感会促使大脑释分泌多巴胺，为我们提供持续前进的动力。

在成长区内，我们的自信心逐渐增强，而那些怀疑和否定自己的声音会逐渐减弱。我们会持续地进行探索，并且在这个过程中，我们会多次获得多巴胺带来的愉悦感。

性健康

　　我们的性健康不仅关乎身体健康，也关乎心理健康。要想拥有健康的性生活和幸福的生活状态，我们在涉及性的方面需要做出合理、负责任的决定。熟悉各种避孕方式、掌握预防性传播疾病的措施、明确避免意外怀孕的方法，以及坚持定期体检等，都将有助于我们更好地维持自己的性健康。此外，理解性健康与心理健康之间复杂而微妙的关系也很重要，特别是对于那些曾因感情问题受过伤的人来说，这种理解更为迫切。这将帮助他们更深入地分析问题并做出适当的调整，从而重新找回性自信。

什么是性健康?

根据世界卫生组织的定义，性健康不仅仅意味着没有疾病或性功能障碍，它更关乎于个体在身体、情绪、心理以及社会各个层面都能获得性方面的满足。

对性采取积极和尊重的态度，享受安全、愉悦的性行为，同时要避免存在强迫、歧视和暴力。这种观念秉持了全面性的视角，不仅聚焦于我们的身体健康，还广泛涉及心理层面以及社会环境等多个因素。

做出正确的决定

要实现性健康，关键在于能够做出正确的决定，从而塑造出我们期望的性生活。这一过程包含两个步骤：首先，获取全面且高质量的关于性的各种信息；其次，基于这些信息做出正确的决定。当我们掌握了足够的信息，我们就能以更加客观、更具包容性的视角来看待性。

互联网的普及使得性相关信息变得广泛且易于获取，因此，许多人选择通过网络渠道进行自我教育。然而，需要注意的是，网络上的信息不一定准确，有些信息存在一定的误导性。想要拥有丰富的性知识，我们要从可靠的来源搜集信息。科学的、正确的信息能帮助我们了解相关生理知识，知道性传播感染的途径，并掌握多种避孕方法。

如果你需要支持或建议，请与值得信赖的人交流，并主动进行性健康检查。掌握充分的性知识能够促进你与伴侣之间的有效沟通，使你能够更清晰地表达个人的需求。通过深入了解自己在性方面的安全感与舒适度，可以与伴侣建立更健康、更平等的性关系。

自主选择与责任承担

性行为应当始终遵循个人的自由意志，而非受制于任何形式的强迫或胁迫。无论是伴侣施加的压力，还是同龄人的影响，都不应成为个人进行性行为的动机。例如，我们不能因外界压力而在性行为中放弃使用安全措施，也不能仅仅为了迎合他人或融入某个群体而草率同意发生性行为。应当始终牢记，自己拥有随时改变主意的权利，并且对于在性行为之前采取必

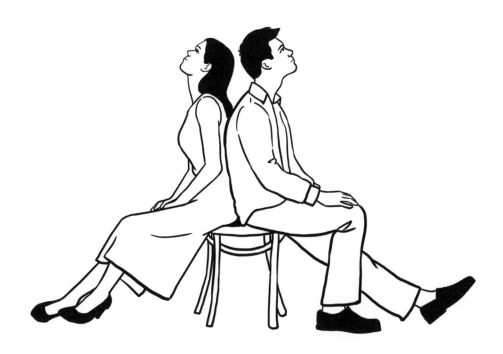

要的安全措施，也应当感到自豪与安心。

　　发生性行为的正面动机丰富多样，可能源于两性间的相互吸引、内心的欲望驱动、对亲密关系的向往或是对愉悦体验的追求。不管出于什么想法，任何性行为的发生都应当是个人深思熟虑后的决定，并且要勇于承担这一决定可能带来的各种后果。

性行为应当始终遵循合法且自愿的原则，并杜绝任何形式的强迫行为。

如何看待"处女"这一定义？

"处女"这一定义不仅仅涉及生理层面，它还涉及文化、宗教、个人价值观等层面。

有些人将未经历过插入式性交的女性定义为"处女"。然而，这种定义主要基于处女膜是否存在，却忽视了性行为的多样性和复杂性。特别是对于那些因身体原因无法进行性交行为的人来说，这种定义方式显然有失公允，也无法准确反映他们的性生活经历。而且，处女膜并非处女的绝对标志，它可能因剧烈运动等问题而破裂。

此外，传统观念将处女身份视为一种在某个特定时刻（例如初次性交）会被"失去"的状态，从而标志着一种从"纯洁"到"不纯洁"的转变。这种观念没有充分考虑到性生活的多样性，同时也没有尊重每个人对性的不同理解。

首次性行为要何时发生？

一些年轻人认为，在法定年龄之后，如果自己的首次性行为发生得较晚，就会与同龄人产生差异，甚至被贴上"不正常"的标签。然而，重要的是要明白，每个人的性生活经历都会有所不同，我们无法也不应该用统一的标准去衡量或评价。至于首次性行为要何时发生，这要基于个人的自主选择，并且要确保自己参与的性行为是合法、自愿且安全的。

如果将失去处女膜的女人定义为"处女"，这样的界定就过于狭隘了。

女性在性行为之后怀孕的概率有多大？

每位女性的生育能力都受到多种因素的影响，包括年龄、生活方式等。当男性将精液射入女性阴道后，精子在女性体内的存活时间通常为24~72小时（在理想条件下，精子有可能存活更长时间）。在这段时间里，一旦精子与卵子相遇，就有可能发生受精。

排卵的时间对受孕概率具有重要影响。在排卵前的几天里，受孕的可能性会逐渐增加，而排卵后的24小时内是受孕的最佳时机，因为此时卵子刚从卵巢释放并进入输卵管，这为它与精子相遇并结合提供了最佳条件。然而，如果性行为不发生在这个易受孕期，受孕的概率就会大大降低。需要注意的是，仅仅依靠月经周期的安全期来进行避孕是不可靠的。

女性怀孕最常见的方式是通过性行为，但只要精子有机会进入女性阴道，无论是否通过直接的性接触，都有可能导致怀孕。即使采用体外射精的方式，如果精子射在阴道口附近且有可能流入阴道，也存在怀孕的可能。

关于处女膜

处女膜是位于阴道口的一层较薄且有孔的薄膜，很多人对它存在误解，比如有人认为处女膜只有在初次性交时才会破裂。实际上，处女膜可能会因为使用卫生棉条、参与某些体育活动或是自慰等行为而发生磨损甚至破裂。有时候女性自身并未察觉到处女膜的这一变化，还有人将处女膜破裂时的轻微出血误认为是月经出血。

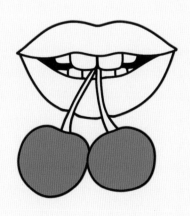

讨论避孕会抑制激情吗？

不会，安全的性行为才是真正好的性行为。有些人觉得讨论避孕措施会使性欲大减，这很有可能是因为开诚布公地谈论性会让他们觉得尴尬。

在发生性行为之前，我们要采取适当的措施保护自身健康，而不能仅仅基于主观臆断。我们常常听到诸如"他看起来不像是会感染性传播疾病的人""我信赖他""他保证没问题"这样的说法，但这些判断仅仅是基于情感，而非客观事实。

避免假设

对一个人的信任感，并不能作为评估其性健康状态的可靠依据。同样，仅凭一个人的性生活经历也无法准确判断其感染性传播疾病的风险。尤为重要的是，部分性传播疾病在初期往往并无明显症状，因此，即便一个人的外表看起来非常健康，也不能作为他当前未携带任何性传播疾病病毒的证据。实际上，与伴侣发生未采取安全措施的性行为，都会有感染性传播疾病的可能性。

关于避孕

谈论避孕是为了给自己的身体找到最合适的避孕方法。如果你正在考虑使用避孕药来避孕，那么选择一种适合你自身健康状况的避孕方式就非常重要。如果某种避孕方式不能有效预防性传播疾病的感染，建议在双方进行性健康检查并确认安全之前，考虑使用避孕套作为额外的防护。如果你们之间是固定、专一的性伴侣，且已经确认了双方的性健康状况，那么你们可以共同决定何时停止使用避孕套。

重视性健康

维护性健康与维护身体其他方面的健康同样重要，这应当被视为值得庆祝而非羞耻的事情。依据第10页阐述的同意原则，双方应就安全措施达成一致，以确保性行为的安全性，这体现了对彼此健康的关心与尊重。这种个人责任感及在讨论中展现出的自信，也预示着双方关系在其他方面将有良好的发展。探讨性行为的话题会促进开放且诚实的交流，从而对我们的性生活质量产生积极影响。

在与新伴侣发生性行为之前，提前就

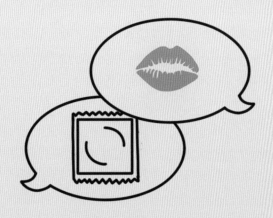

安全措施进行充分沟通是更为明智的做法，而非等到性行为即将发生时才匆忙讨论。这样做能让你更好地评估对方对这一话题的重视程度，以及他是否尊重你的性界限。

对自己及伴侣的性健康充满信心，能让你心情更加放松，从而享受到更加愉悦的性体验。当你没有性健康方面的担忧时，你就能摆脱忧虑，全神贯注于感受快乐。

如何与伴侣轻松谈论安全措施

如果你觉得和伴侣谈论安全措施有点尴尬，可以试试这样表达：

"在我们发生性行为之前，我想先告诉你，我虽然正在服用避孕药，但在我们完成性健康检查之前，我还是更希望使用避孕套。等检查有了结果，我们可以再讨论之后的安全措施，你觉得这样行吗？"

"为了我们两人的健康，我希望我们能一起去做个检查，你意下如何？"

"我目前还没找到合适的激素避孕方式，所以现阶段能不能先用避孕套呢？"

"我不想承担意外怀孕的风险，因此，采取避孕措施对我来说非常重要。你对此有什么看法吗？"

实现安全的性行为，有哪些选择？

采取避孕措施让我们在性生活中有了选择权和主动权。了解保障性安全的措施有哪些，以及每种措施的工作原理，能够帮助我们选出最适合自己的方法。

采用天然或人工手段可以有效预防性传播疾病的传播和避免意外怀孕。无保护性行为的不良后果主要是感染性传播疾病和意外怀孕，而从心理层面来看，缺乏避孕措施还会引发焦虑情绪。以下列举了几种常见的防护手段，包括屏障避孕法、激素避孕法以及非激素类避孕法。此外，手术避孕和紧急避孕也是可供选择的方案。避孕措施要依据自身情况来选择，你可以通过咨询专业医生来获取个性化的建议。

避孕措施的类型

屏障避孕法

屏障避孕法包括避孕套、宫颈帽等。避孕套能形成物理屏障，阻止精子进入阴道，从而避免卵子受精。它能帮助人们降低感染性传播疾病的风险。宫颈帽能够避免意外怀孕，但是不能阻止性传播疾病的传播。

激素避孕法

激素避孕法包括避孕药、避孕针、皮下埋植剂、避孕贴、缓释阴道避孕环等。激素避孕是利用性激素类药物使女性暂时不能受孕的一种方法。性激素类药物可以通过抑制排卵，减少宫颈黏液的分泌量，并增加其黏稠度，从而阻碍精子的穿透。

子宫内避孕法

这类避孕措施主要指宫内节育器。宫内节育器被放置在子宫腔内，通过影响受精卵着床避孕。活性宫内节育器通常分为含铜宫内节育器和含激素宫内节育器两大类。宫内节育器不能阻止性传播疾病的感染。

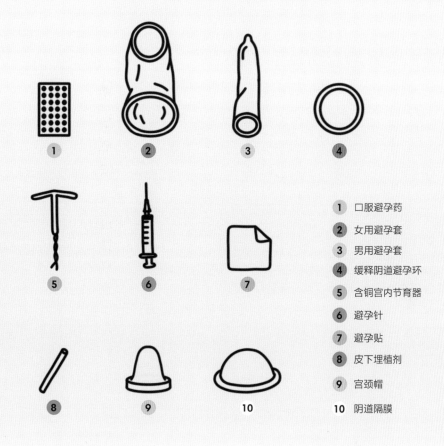

1 口服避孕药
2 女用避孕套
3 男用避孕套
4 缓释阴道避孕环
5 含铜宫内节育器
6 避孕针
7 避孕贴
8 皮下埋植剂
9 宫颈帽
10 阴道隔膜

安全期避孕法

安全期避孕法是根据女性月经周期的规律推测排卵日期，在易受孕期内禁欲而达到避孕目的。这个方法并不十分可靠。

绝育术

绝育术是通过手术或非手术途径切断或堵塞输卵管或输精管，以阻止卵子和精子相遇而达到永久性避孕目的。它包括输精管绝育术和输卵管绝育术。

紧急避孕法

紧急避孕法经常用于常规避孕失败（如避孕套破裂）之后，包括放置含铜宫内节育器和口服紧急避孕药。紧急避孕药使用时间距离性交时间越近，其避孕效果越好。

哪种避孕方法最适合我？

屏障避孕法	使用方法
宫颈帽是一种小型圆帽状硅胶制品，把它放入阴道内，可将宫颈口挡住，起到阻止精子进入子宫的作用。	底部涂有杀精剂。在性交前插入阴道，性交后至少放置6小时。保健医生会向你展示如何使用。
避孕套也叫安全套，是一种阻碍受孕或防止妊娠的圆筒状薄膜套。	男用避孕套又称外用避孕套，需要套在阴茎上。女用避孕套又称内用避孕套，需要在阴茎插入阴道前置于阴道内。

激素避孕法	使用方法
复方短效口服避孕药，是雌激素、孕激素组成的复合制剂。	此类药有多种版本。通常的服用方法是每日服用1次，连续服用21天后停药7天。在此期间可能会出现类似于月经的出血现象。
单孕激素口服避孕药，只含有孕激素。	在无防护性性生活或避孕失败后72小时内，单次口服1片。越早服用，避孕效果越好。
皮下埋植剂内含一定剂量的孕激素，将其埋入皮下，可以使孕激素缓慢释放至血液中。	专业医生会将其通过手术方式埋藏于皮下。
长效避孕针是一类甾体激素注射避孕剂。注射后，药物会缓慢释放到人体内。	由专业医生进行肌肉注射。
避孕贴可以通过皮肤向人体内不断释放雌激素和孕激素，这些激素可以抑制排卵。	在贴上第一个避孕贴后，每7天需要更换一次新的避孕贴，连用三周后，需停用一周。
缓释阴道避孕环呈圆环形状，内含女性甾体激素并可缓释药物。	被放置在阴道穹隆处，不规则出血是主要的反应。
含激素宫内节育器可长期少量向宫腔内释放孕激素。	由专业医生放置于子宫内。

非激素类避孕法	使用方法
含铜宫内节育器在子宫内持续释放铜离子，使得精子难以存活。	由专业医生放置于子宫内。
安全期避孕法是根据女性月经周期和周期中出现的症状与体征，间接判断排卵过程，识别排卵前后的易受孕期，进行周期性禁欲而达到避孕目的。	可以根据基础体温和宫颈黏液来判断排卵日期，也可以借助月经周期来推测排卵期，选择在排卵期以外的时间段同房。

具体选择哪种避孕方法还需要取决于自己的需求，是仅仅想要避孕还是在避孕的同时避免感染性传播疾病。想要采用激素避孕法的人，要综合考虑自己的年龄、健康状况以及生活方式等因素。

有效时长	提供的保护	避孕有效率
同房后8~12小时内取出并清洗干净，以便下次继续使用。通常建议1年更换一次。	目的是避孕但是无法避免性传播疾病的传播。	配合杀精剂使用，避孕有效率可达92%~96%。
这是一次性产品，使用完就扔掉。	男用避孕套是一种既能避孕又能降低性传播疾病感染风险的避孕方式。	男用避孕套的避孕有效率为98%；女用避孕套的避孕有效率为95%。

有效时长	提供的保护	避孕有效率
只要持续服用，就能提供避孕效果。	目的是避孕但是无法避孕性传播疾病的传播。	正确服用的前提下，避孕有效率能达到99%。
只要持续服用，就能提供避孕效果。	目的是避孕但是无法避孕性传播疾病的传播。	正确服用的前提下，避孕有效率能达到99%。
有效期通常可达3~5年，想要取出时可以随时取出。	目的是避孕但是无法避孕性传播疾病的传播。	避孕有效率达99%以上。
有效期可达8~13周。	目的是避孕但是无法避孕性传播疾病的传播。	避孕有效率达98%以上。
只要一直使用，就能提供避孕效果。	目的是避孕但是无法避孕性传播疾病的传播。	正确使用的前提下，避孕有效率能达到99%。
只要一直使用，就能提供避孕效果。	目的是避孕但是无法避孕性传播疾病的传播。	正确使用的前提下，避孕有效率能达到99%。
有效期可达3~5年，想要取出时可以随时取出。	目的是避孕但是无法避孕性传播疾病的传播。	正确放置于子宫内，避孕有效率能达到99%。

有效时长	提供的保护	避孕有效率
有效期可达5~10年，想要取出时可以随时取出。	目的是避孕但是无法避孕性传播疾病的传播。	正确放置于子宫内，避孕有效率能达到99%。
可长期使用，但效果不可靠。	目的是避孕但是无法避孕性传播疾病的传播。	避孕有效率因人而异，存在一定的差异性。

我该选择哪种避孕套?

超市货架上的避孕套种类繁多,有时选择起来会感到犯难。了解不同类型避孕套提供的功能,有助于帮你做出选择。

避孕套中最常见的种类就是男用避孕套,有各种形状、尺寸和材质可供选择。

• 避孕套有乳胶和非乳胶两种材质。避孕套通常会有润滑处理,以便更容易戴在阴茎上,如果再在上面额外涂抹润滑剂,可以增加快感或舒适度。如果你想在乳胶避孕套上涂抹润滑剂,应该选择水基润滑剂,因为油基润滑剂可能会导致避孕套破裂。对于对乳胶过敏的人,可以使用非乳胶避孕套,如由聚氨酯或聚异戊二烯材质制成的避孕套。

• 有些避孕套表面设计有各种不同的纹理,如螺纹、颗粒或其他图案。这些设计能够增加皮肤之间的摩擦,为性生活带来更多刺激。

• 超薄避孕套可以提高双方的敏感度。

• 带香味的避孕套可以掩盖乳胶气味,但对容易过敏的人来说,使用这种避孕套可能会产生过敏反应,建议这类人优先选择无香味的避孕套。

如何正确使用避孕套?

避孕套具有弹性,因此标准尺寸的避孕套通常能够满足大多数男性的使用需求。然而,如果标准尺寸的避孕套使用起来觉得太松或太紧,则会影响避孕效果。因此,要根据自己的使用感受选择更大或更小尺寸的避孕套。在戴避孕套时,注意以下几点:

• 注意撕开包装时不要弄破避孕套,最好不要用牙齿咬开包装!

• 将避孕套放到勃起的龟头上,用大拇指和食指挤出储精囊中的气体,然后缓慢地使其沿着阴茎展开,直到达到阴茎根部。

• 在性交结束后拔出阴茎时,应在阴茎根部按住避孕套,这么做可以确保在阴茎退出阴道时避孕套不会滑落,从而避免精液外泄。

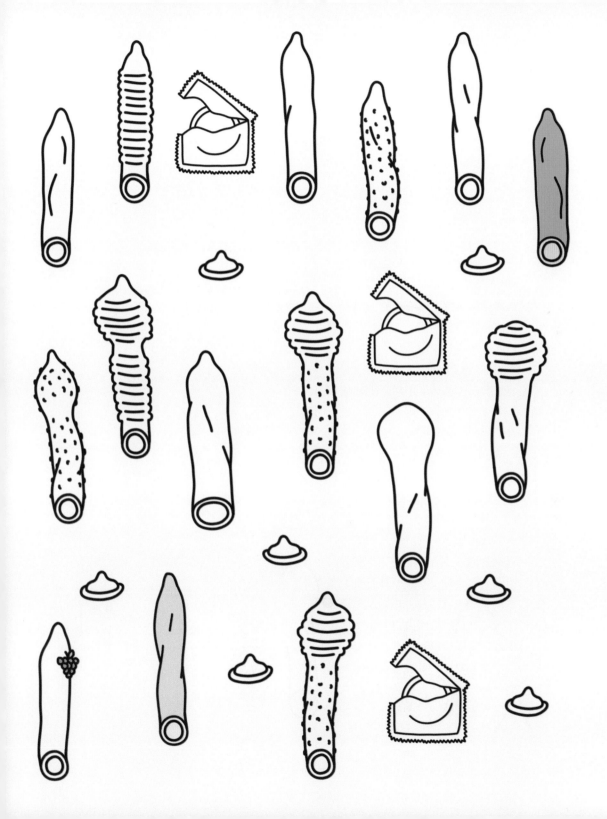

怎么判断自己是否得了性传播疾病?

并非所有的性传播疾病都会表现出明显的症状。

主要通过性接触传播的一组传染病叫性传播疾病。常见的性传播疾病包括淋病、梅毒、尖锐湿疣、生殖器疱疹、阴道毛滴虫病、阴虱病、疥疮及艾滋病等。

性传播疾病有哪些症状?

不同的性传播疾病,表现症状不同。常见的症状有:

- 小便时感觉疼痛;
- 阴道分泌物出现异常,阴茎或肛门排出异常分泌物;
- 阴道异常出血;
- 生殖器或肛周出现水泡、脓肿或者发生溃疡;
- 出现皮疹;
- 生殖器出现刺痛感或其他不适。

很多性传播疾病具有一定的隐匿性,即使感染,患者也有可能意识不到。一种常见的感染性疾病——衣原体感染,很多时候是无明显症状的。如果感染了衣原体,那么可以及时去医院进行治疗,多数情况下可以使病情得到改善。然而,如果不加治疗任其发展,可能会给健康带来长期危害,特别是对于女性来说,当衣原体波及泌尿生殖系统时,可能导致盆腔炎症

全球性传播疾病感染率

据世界卫生组织统计,以下4种性传播疾病,在2020年共新增3.74亿感染者。

2020年的感染人数
衣原体病(1.29亿)
淋病(0.82亿)
梅毒(0.07亿)
阴道毛滴虫病(1.56亿)

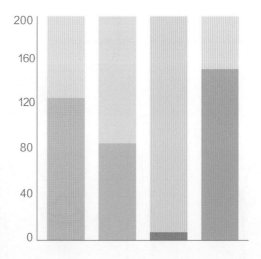

性疾病（PID），还会增加患宫外孕的风险，甚至导致不孕。因此，在对自己是否感染衣原体有所怀疑时就立即去做检查，早点发现还可以避免对身体造成进一步危害。

其他的性传播疾病，如尖锐湿疣和艾滋病，虽然这些疾病目前难以根治，但通过适当的治疗（包括药物干预）可以有效地进行控制，因此开展性健康检查对我们来说非常重要。

告知伴侣

如果你被确诊患有某种性传播疾病，你应当及时告知和你发生性关系的人，以便他及时去检查。

人乳头状瘤病毒（HPV）

HPV是一种常见病毒。仅在2018年一年中，美国就有约4300万人感染HPV。目前已知HPV有超过100种型别。感染HPV一般是没有明显症状的，但也可能导致尖锐湿疣，甚至一些高危型HPV还会导致细胞癌变，进而诱发宫颈癌、阴茎癌、肛门癌、口咽癌、阴道癌以及外阴癌等疾病。

宫颈防癌筛查需要取少量宫颈细胞样本，以检测是否存在诱发宫颈癌的细胞病变。如果检测结果呈阳性，可以在细胞癌变之前采取相应的治疗方案。在英国，年龄在25～49岁的女性要求每三年做一次宫颈筛查，而50～64岁的女性，要求每五年做一次宫颈筛查。

2006年，HPV疫苗获准上市。在英国，所有年龄在12～13岁的女童都需要接种HPV疫苗。一项涵盖全球6000万女性的数据分析指出，青少年时期接种HPV疫苗的女性，感染高危HPV的概率下降了83%；而年龄在20～24岁接种HPV疫苗的女性，感染高危HPV的概率下降了66%，这两组数据在一定程度上说明了该疫苗的有效性。

什么情况下需要做性健康检查？

如果你和伴侣想要进行无安全措施的性行为，那么双方应该在事前进行性健康检查，这样可以有效避免感染性传播疾病。性健康检查是一种保护自己和伴侣健康的简单有效的方式。

性健康检查能够帮助我们了解自身的健康状况，有效降低感染性传播疾病的风险，让我们感到安心。尤为重要的是，伴侣双方都应参与检查。如果你和新伴侣有过无安全措施的性行为，建议你们每隔3~6个月进行一次检查。此外，如果有以下几种情况，也建议去做一下性健康检查。

• 自己现在的伴侣或之前的伴侣被确诊为患上了某种性传播疾病。

• 如果你现在正处于一段稳定的恋情中，计划将避孕方式从使用避孕套转变为无法预防性传播疾病的其他方法，最佳做法是双方都去接受性健康检查。

• 如果你和某人发生过性关系，但是不清楚对方的身体健康情况。

• 如果你想要怀孕，那么就要及时做性健康检查。因为一些性传播疾病会影响生育能力，还有可能对胎儿健康造成影响。

如何去做检查

去正规专业的医疗机构做检查。有些医院开设了性健康门诊，专门提供性健康检查服务。

去做检查时，医生会问你一系列问题，例如生活习惯、用药史、性生活史、最近的性生活状态以及身体是否出现症状。之后，可能会抽血化验或者取样化验，样本的来源有可能是尿液，也有可能是用棉签从阴道、阴茎或肛门处取样。通常，取样都可以自行在卫生间完成。你可能还需要接受生殖器的检查。医院或诊所通常会在几天内将检查结果通知你。如果任何一项检查结果呈阳性，医生都会为你进行相应治疗以控制感染。

感染多久能够检测出结果？

人体感染病毒到血清特异性抗体阳转的时间叫作窗口期。也就是说，如果某人认为自己感染了某种病毒，他必须等窗口期过去之后才能检测出真实可靠的结果，但窗口期内的病毒感染者也具有传染性。对衣原体感染和淋病而言，窗口期通常是两周。艾滋病窗口期长短存在个人差异，并且与检测方法和试剂相关，通常为2~6周。如果你怀疑自己接触了HIV，那么暴露后预防措施可以降低你的感染风险。

现代治疗办法

自从20世纪80年代爆发艾滋病危机之后，针对艾滋病的治疗方法也得到了前所未有的发展。如今，抗逆转录病毒药物能够有效控制艾滋病毒携带者的病毒载量（即感染者体内单位体积体液中的病毒含量），使得其体内的病毒载量降低到检测不出的水平。当病毒载量持续处于检测不出的水平时，也就意味着体内的病毒不具备传播性（见下图）。HIV暴露前预防（PrEP）和暴露后预防（PEP）能有效降低感染HIV的风险。

· HIV PrEP是一种预防艾滋病病毒感染的方法，能够有效降低高风险人群感染艾滋病病毒的风险。与PEP不同，PrEP是在发生高危行为之前就开始服药，进行事前预防。PrEP目前最常用的用药方案是"每日服药方案"，即每天服用一次药物。研究显示，在正确用药的前提下，PrEP预防HIV感染的有效性达90%以上。

· HIV PEP俗称暴露后阻断，是指尚未感染HIV的人在与HIV感染者或感染状况不明者发生可能感染HIV的行为后，应在72小时之内（越早服用，效果越好）服用特定的抗病毒药物，以预防HIV感染的方法。所有方案的用药疗程均为连续全程服用28天，具体用药方案需咨询医生。PEP是专为紧急情况设计的，不作为常规预防HIV传播的方法，也不应用于HIV的治疗。

调查发现，感染病毒的风险更多的来自那些尚未意识到自己携带HIV的人，而非那些正在接受有效抗病毒治疗以控制病情的人。这进一步凸显了艾滋病检测和艾滋病防治知识普及的重要性。

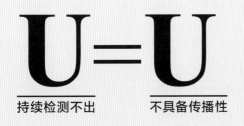

这一概念指的是，当HIV感染者持续接受抗病毒治疗后，如果其体内的病毒载量连续6个月以上保持在无法检测到的水平，那么HIV就不会通过性接触方式传播。

心理健康问题会影响性生活吗？

我们的心理健康与性功能之间紧密相关，相互影响。

诸多心理健康问题，尤其是抑郁和焦虑等情绪障碍，会在多个维度上对性生活产生不良影响。

具体来说，抑郁所伴随的疲惫感、持续的情绪低落等症状，会极大地削弱个体的性动机。同样，性功能障碍、性交痛等疾病也可能反作用于个体的心理健康，加剧其心理负担。

心理问题会影响性功能

长期感到疲惫和焦虑会削弱专注力，进而妨碍性唤起的实现。当大脑在体验性快感时不断分心，这会干扰性唤起的过程。此外，这种状况还会降低身体的性反应能力，甚至导致阴道干涩或勃起功能障碍等问题。当性行为未能达到预期时，还会引发更多消极情绪。找一个合适的时机，与伴侣坦诚地交流这些感受及其影响，可以有效防止自己陷入过度思虑。双方应携手合作，共同面对并解决这些问题。

抗抑郁药带来的作用与副作用

选择性 5 - 羟色胺再摄取抑制药（SSRI）是一类广泛应用的抗抑郁药物，对于治疗抑郁症具有显著疗效。然而，这些药物在发挥作用的同时，也可能对性欲及性功能产生一定的副作用。因此，对于正在服用此类药物的患者而言，要准确判断性功能障碍是由抑郁症本身引起，还是药物副作用所致，抑或是两者共同作用的结果。

尽管如此，SSRI在改善心理健康和提升整体生活满意度方面的积极作用，仍然对我们的性生活产生了正面影响。当医生充分告知药物可能带来的在性方面的副作用时，我们应积极采取措施加以应对。重要的是，我们不应将这些副作用视为性生活中无法克服的难题。相反，通过探索和实践一些能够增强性刺激的方法，我们可以对性生活进行积极调整，使其更加和谐与美满。

情绪低沉、缺乏自信往往会导致人产生悲观情绪，并容易陷入胡思乱想之中，这些都会对性唤起产生负面影响。

如果无法排解内心的苦闷，又不能与伴侣倾诉自己的感受，就会感到孤独，并且会担忧伴侣对自己的看法。

心理健康问题会对性生活产生一系列影响。

乏累感是抑郁症的常见症状之一，抑郁症患者会感到自己筋疲力尽，无论在情绪上还是身体上都倍感疲惫，从而导致性欲大幅下降，对性活动失去兴趣。

SSRI能提升大脑中的血清素水平，但这一作用也可能对性功能产生干扰。此类药物的常见副作用包括影响性唤起过程，导致射精延迟、高潮延迟或无性高潮等问题。

性创伤如何影响性生活?

性创伤是由性骚扰或性侵害事件所导致的心理创伤,这种创伤对个人的身心健康以及性生活均会产生深远的负面影响。探寻并实践走出性创伤阴影的有效方法,是重拾性自信、恢复正常生活节奏的关键所在。

尽管这些心理创伤有可能得到治愈,但从创伤中完全恢复并重返正常状态需要一定的时间。因为心理创伤的复杂性和个体差异性,不存在一种普遍适用的方法来应对所有类型的心理创伤。因此,对于出现性创伤的个体来说,最重要的是要关注自己的康复过程,根据自己的具体情况和需求来制订和实施合适的康复计划。

创伤性事件对大脑功能的影响

研究指出,创伤性事件会对大脑功能产生深刻且持久的影响。它不仅影响与记忆、情绪调节、认知等功能紧密相关的脑区,如海马体、杏仁核以及前额叶皮质,而且还会干扰大脑的神经系统,导致去甲肾上腺素和皮质醇的水平显著上升。进一步的研究发现,当创伤严重到引发创伤后应激障碍(PTSD)时,个体体内的这些"压力激素"会持续保持在高水平状态。这一现象理解了为什么一些经历过创伤的人会长期遭受情绪困扰。

失去了对生活的掌控感

每个人对事情的反应方式受到其个人心理水平、过往生活经验等多个方面的影响。然而,对于那些有过创伤性经历的人来说,他们普遍会感到失去了对生活的掌控感。无论是在身体、情感还是社交方面,他们的反应往往是出于自我保护和重新获取掌控感的本能需求。将健康的应对策略融入日常生活,能够帮助他们有效地管理由创伤所引发的各种反应。

经历创伤后，个体对某些特定刺激物的敏感性会显著增强，从而更易被触发并唤起对创伤事件的回忆。频繁地接触这些刺激物，个体会越来越难以忍受这些刺激带来的情绪冲击。与此同时，大脑会启动一系列防御机制，产生出通常在面临威胁时才会有的生理及心理反应。

个体会变得异常警觉和敏感，即便是他人无意间的触碰，也可能引发他对过往创伤经历的联想。

积极应对

深入了解创伤对个体造成的影响，能够帮助他思考如何打破消极的循环模式，并制订出应对触发因素的有效方法，进而提高性生活的整体质量。

持续的高度警觉状态可能会引发或加剧PTSD的症状，使个体长时间处于紧张状态，警觉性异常增高，并频繁地回想起过往的创伤经历。

个体往往会刻意回避某些特定场景或行为，比如减少与他人接触的机会，这种做法不仅会损害他的人际关系，还可能使他难以摆脱往日创伤的阴影。

如何走出性创伤的阴影？

走出性创伤的阴影是一个复杂而艰难的过程。首先，需要培养自我同情心，认识到自己在创伤后的各种反应都是正常的，避免对自己进行责备。其次，要掌握并运用有效的沟通技巧，向伴侣清晰地表达自己的担忧、需求和感受，和对方共同探索并建立信任的途径。

在条件允许的情况下，寻求专业人士的支持，或者向可信赖的朋友、家人倾诉，往往能带来显著的帮助。同时，尝试一些自我疗愈的方法，并与伴侣进行积极、有效的沟通，也是重新建立彼此信任的重要途径。

重新找回在性生活中的主动权

接纳自己现在的身体，让身体在性行为中与对方产生积极、自然的互动，可以帮助你重新找回在性生活中的主动权。你可以尝试轻柔地抚摸自己，同时运用深呼吸等放松技巧，来重新探索和感知自己的身体。在这个探索过程中，不妨尝试多种抚摸方式，以发现那些让你感到最舒适、最放松的状态。当你觉得准备就绪时，可以邀请你的伴侣一同参与这个探索过程。

此外，还有一些简单且实用的方法，能够帮助你应对可能出现的不适状况，从而增强你的安全感。比如，你可以把卧室的灯光调成柔和状态，以营造一个更加安心的环境，也可以随身携带一件能够给你带来安全感的物品。

性创伤后的沟通策略

如果你经历过性骚扰或性侵害，你可能会发现自己陷入了一种高度警觉的状态，这种状态让你对周围环境变得异常敏感，甚至不时出现应激反应。这种状态不仅干扰了你的日常生活，还严重阻碍了你与他人之间的正常交流，包括性行为和情感层面的沟通。

为了避免触发强烈的恐惧或抵触情绪，你可能会倾向于采取逃避策略，比如抗拒身体接触。这时，与你的伴侣保持开放、坦诚的沟通就变得至关重要。你应该向他分享自己的感受和过往经历，让他能够全面了解你的状况，并清晰地表达出自己喜欢或厌恶的行为。同时，双方需要共同明确并尊重此时已发生变化的新界限，这对于你们应对当前困境以及逐步重建信任具有关键作用。这样做不仅能让你们在现有情况下相处得更加自如，还能为未来无拘无束的性体验奠定坚实的基础。

向伴侣袒露自己遭受的经历对你来说无疑是一项艰巨的任务。然而，如果选择隐瞒，你可能会面临再次受伤的风险。因为伴侣在毫不知情的情况下，往往难以理解你的界限和需求，也无法给予你恰当的支持和空间。此外，这种隐瞒还可能对你们之间的亲密关系产生一系列连锁的负面影响。

在与伴侣展开这类敏感话题的沟通之前，深思熟虑并做好充分的准备对你来说尤为重要。这不仅能够帮助你保护自己的心理健康，还能有力地推动你们的关系向更加健康的方向发展。

• 请尝试将注意力集中到你当前的心理状态上，并思考过去的创伤是如何在当下影响你的感受的。

• 如果你不愿意透露太多细节或者感到有压力，那么请不要勉强自己，只分享你觉得适宜的内容即可。

• 当你感到被触发或经历闪回时，请努力将注意力转移到你们可以一起采取的具体的应对措施上。

• 明确指出哪些话题是你希望避免的，或者有哪些内容是你不想深入讨论的。你的伴侣不一定能够洞察你的内心，即使有些事情对你来说显而易见，也请明确地告诉他。

• 花时间去建立信任，要认识到你们会共同经历美好的时刻，也会面临艰难的挑战。此时，性关系的建立需要逐步进行，找到适合双方的方式才能加深彼此的联系和亲密感。一个实用的练习是，将自己的手轻轻放在对方的手上，然后引导对方的手抚摸你感到舒适的身体部位，这样对方就能更好地理解并尊重你的性界限。但如果抚摸会引发你强烈的情绪波动，那么请先寻求专业心理医生的指导，他们能帮助你有效地管理情绪和反应。当你能够将两人之间的情感与安全、愉悦紧密相连时，你会感到更加安心，进而更愿意重新探索和享受性生活的美好。

我脑子里关于性的想法是不是太多了？

每个人脑海中或许都曾浮现过一些关于性的想法，拥有性幻想其实是一种普遍且正常的心理现象。然而，如果你因为这些想法而感到困扰和不安，那么你可能需要采取一些方法来管理它们。

即使在我们没有主动进行性行为或特意思考性相关话题的时候，有关性的念头有时也会不经意间在我们的脑海中闪现。大脑有时会将周围环境中的某些元素与性联系起来，从而触发我们的性意识。此外，当我们把某些特定的身体感受与愉悦感相关联后，也可能会联想到性，比如感受到汽车震动时的触感，或是淋浴时水流触及生殖器所带来的感觉。

如果你发现自己经常产生与性相关的念头，这通常并不是什么大问题，不需要过分担心。然而，如果这些念头开始让你感到过度焦虑，或者它们会导致你强烈的

性冲动，甚至给你的生活带来了一些问题，那么你就应该重视这个情况，并考虑寻找合适的方法来处理这些问题。

性焦虑背后的文化压抑

许多人会经历性焦虑，比如在性行为前感到极度紧张，担忧自己表现不佳，或是对自己的性需求抱有很深的羞耻感。当这些问题开始成为我们的心理负担时，压力便会渗透到我们的性生活中。

如果你生活在一个不鼓励人们公开讨论情感问题、性问题的社会中，你的性焦虑可能会进一步升级。很多人面对性方面

的困扰时，常常感到无处倾诉，从而陷入孤立无助的境地。而这种孤立感反过来又加剧了他们的尴尬和羞耻感，形成恶性循环。

学会寻求专业帮助

当那些与性相关的念头开始让我们分心，甚至造成困扰时，它们就会对我们的心理健康和人际关系产生不良影响。为了缓解这种状况，我们往往会主动避开那些能触发问题的情境。这么做无法从根源上解决问题，只会让羞愧和自责的情绪进一步加剧，进而对我们的亲密关系造成破坏。

有些人虽然已经采取了安全措施，但仍然对性行为可能带来的不良后果（如怀孕或感染性传播疾病）感到极度担忧，这种心理状态严重阻碍了他们进行正常的性行为。如果你发现自己的性幻想变得难以自控，或者深陷其中无法自拔，建议寻求专业的性心理治疗师的帮助。性心理治疗师能够帮助你识别触发这些幻想的因素，并制订有效的应对方法，帮助你摆脱这些思维的困扰，恢复内心的平衡。

一味压抑关于性的想法往往会适得其反，导致这些想法更加频繁地出现。

性爱如何变化？

在我们的一生中，性生活的意义会随着个人生活阶段、周围环境以及人际关系的改变而不断改变。当我们进入新的人生阶段（如组建家庭、步入老年）或遭遇人际关系的变化（如经历背叛）时，性对于我们的意义也会相应转变。接纳这些变化并保持终身学习的态度，将有助于确保性在我们的生活中始终具有重要意义。

如何保持对性的好奇心？

我们对性的看法和态度总在不断变化。好奇心在此过程中扮演着重要角色，它驱使我们接纳新的想法并勇于实践。

好奇心是性生活的重要组成部分，也是激发性欲的有力工具之一。在好奇心的驱使下，我们会渴望去探索未知；相反，如果我们觉得自己已经掌握了所需要的一切信息，好奇心就会减弱，进而导致性欲降低。激发伴侣双方的好奇心，可以加深他们之间的亲密关系。当我们期待尝试新事物时，大脑会释放多巴胺作为奖赏，这种物质让我们感到愉悦，并激励我们继续探索。

培养好奇心

对性知识的探索是一项需要终身学习的课题，它永无止境。随着我们生活的变化，我们的兴趣也会随之发生变化。确实，每个人在性方面的好奇心可能会时有时无，时强时弱，但在人生的某些特定阶段，我们或许会想要去尝试那些未曾涉足的领域。培养好奇心，意味着我们对新事物保持探索的渴望，但这并不强求我们必须走出性生活的舒适区，除非我们内心正

有此意。它更多的是鼓励我们把握学习新知识的机会，以便更深入地了解自己，或是增进与伴侣之间的默契。

与改变携手同行

在人生的旅途中，我们会遇到各种变化，无论是情感经历、身体状态，还是个人境遇的变化，我们都需要学会适应，并在这个过程中不断成长。对于许多人而言，一生中对性爱的感受也会随着这些变化而有所不同。比如，当我们遭遇身体或心理上的创伤时，及时调整性生活的方式，使其在新的生活状态下依然和谐有效，就显得尤为重要。同样，当我们开始与新的伴侣建立关系时，由于双方个性的不同，我们也需要做出相应的调整来适应这种新变化。因此，在这个不断变化且丰富多彩的性生活中，保持一种开放和好奇的心态，是我们持续探索和享受性生活的关键所在。

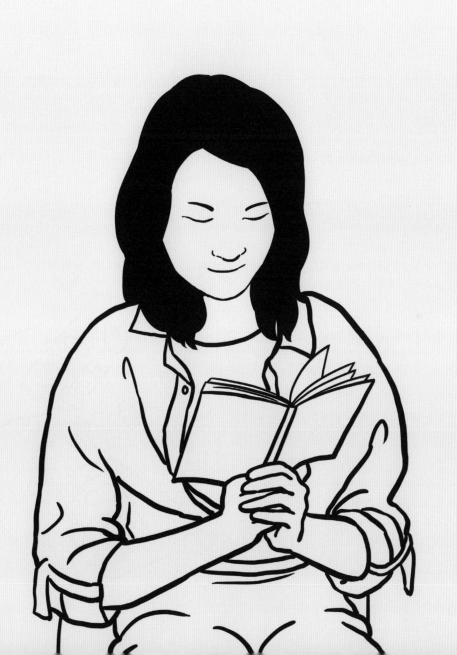

如何维持双方的亲密感？

伴侣之间若感到疏远，往往是因为他们仅将亲密行为视为性行为的前奏，而在日常生活中却缺少亲密互动。

性爱货币，作为一种在性行为之外传递深情厚谊的方式，包含了深情拥抱、缠绵亲吻、调情嬉戏、眼神交流等多种亲密举动。这些行为能够加深伴侣之间的情感纽带。对于那些在维持这种亲密联系上感到困难的伴侣而言，他们通常缺少这些日常中的温馨互动。

当性爱货币储备充裕

如果将性爱货币比作肌肉，那么即使我们无法做到定期的全面"锻炼"，也应该时常"活动"以保持其活力。当我们的性爱货币储备充裕时，它便能激发双方的强烈欲望。这些充满爱意的亲密行为，能够拉近伴侣之间的距离，避免因为缺少日常沟通而造成难以逾越的隔阂。

当性爱货币储备不足

在伴侣关系中，性爱货币的储备量是会经历波动的。刚开始在一起时，这份"货币"似乎满满当当，伴随着强烈的欲望和激情，双方可能会频繁地展现充满爱意的举动。然而，当伴侣感到性生活变得乏味时，这往往是因为他们仅仅将亲密行为视为性行为的序曲，而在日常生活的其他时刻却忽略了彼此的互动与关怀。一旦意识到这一点，双方就可以主

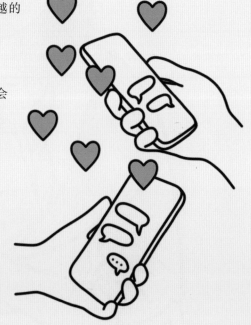

动调整自己的行为模式。值得注意的是，那些努力提高性爱货币储备量的伴侣，他们的性生活也往往因此迎来了积极的转变。

情感交流的重要性

性爱货币这一概念还衍生出了一个新术语，即"寻求关注的邀约"，这一术语由关系治疗师约翰·戈特曼在研究情侣互动时首次提出。他曾追踪调查过一些情侣，他发现，一起生活了几年的情侣，有的依然携手同行，有的已经分手，还有的虽然在一起却过得不幸福。他将"寻求关注的邀约"视为情感交流的基本单元。这些邀约既可以是口头的也可以是非口头的，既可以是大事也可以是小事。无论是哪种形式，都体现了一方渴望被另一方关注的心情。比如，询问伴侣一天的经历、给对方一个拥抱，或是帮助对方解决难题，都是传递关注的体现。当伴侣发出寻求关注的邀约时，通常有以下三种回应方式：一是接受对方的请求，比如放下手中的事情，认真回应对方；二是忽视对方的请求，不予理会；三是抵制对方的请求，这可能会引发冲突。戈特曼的研究表明，那些在婚后几年依然幸福美满、关系亲密

情感交流的重要性

戈特曼的研究（如下图所示）探讨了回应伴侣邀约对夫妻关系带来的影响。

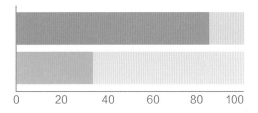

■ 夫妻之间在86%的情况下及时回应对方的邀约，结果仍然开心地生活在一起。

■ 夫妻之间仅仅在33%的情况下及时回应对方的邀约，结果生活得不开心，甚至分道扬镳。

（包括情感和性方面）的夫妻，大多数时候都会积极接受对方的邀约。

由此可见，定期的情感交流对于维持伴侣之间的亲密关系很重要。更重要的是，我们给予对方的关注本身就具有深远的意义，而不仅仅是交流的具体内容。

性生活出了问题，是否意味着两人关系走到尽头了呢？

性生活出现问题并不必然意味着两人关系走向终结，这主要取决于双方如何看待性在伴侣关系中所承载的意义。

如果双方对性的看法存在分歧，比如一方高度重视性，而另一方则不然，或者双方中的任何一方缺乏解决问题的诚意，这都有可能引起矛盾。

性生活在伴侣关系中占据着举足轻重的地位。许多人认为，如果伴侣间的性生活不如意，甚至缺乏性生活，或是维持着一种柏拉图式的无性婚姻，那么这样的关系就很难与亲密的友情明确区分开来。然而，对于无性恋群体或是性欲较低乃至无性欲的个体而言，性生活的缺失几乎不会构成障碍，因为他们深知，除了性之外，还有诸多更为重要的因素能够为一段关系增添价值。

处理方式决定关系走向

面对性生活中遇到的问题，双方的处理方式极为关键。如果双方经常因为性生活的问题而争执不休，甚至爆发争吵，这很容易导致负面情绪的积累，使得双方或其中一方产生挫败感和伤心、怨恨的情绪。这样的矛盾会使得双方难以展开有效的对话，更无从谈起改善性生活。更糟糕的是，矛盾还可能进一步升级，逐渐侵蚀并破坏两人关系中的其他层面。

了解彼此的性动机

深入了解自己和伴侣对于性的动机和需求，有助于我们发掘潜在的问题，并减少因误解而产生的隔阂。如果双方愿意积极解决分歧，这就体现了彼此之间的关心与尊重。认识到关系中的不足，并积极改进，这是维持健康伴侣关系的重要基础。

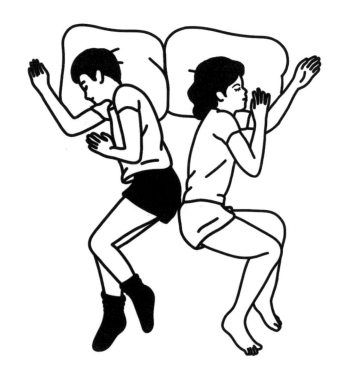

对性生活的期望不一致

当双方对性生活的期望上不一致时，积极探寻解决方案是维持关系的关键。例如，如果两人关系亲密，但其中一方对性生活的需求更为频繁，那么这一方可以选择通过自慰等方式来满足自身需求，同时确保这一行为不会伤害到伴侣的感受和关系的和谐。重要的是，双方需要保持开放和诚实的沟通，共同寻找既能满足个人需求又能兼顾双方感受的解决办法。

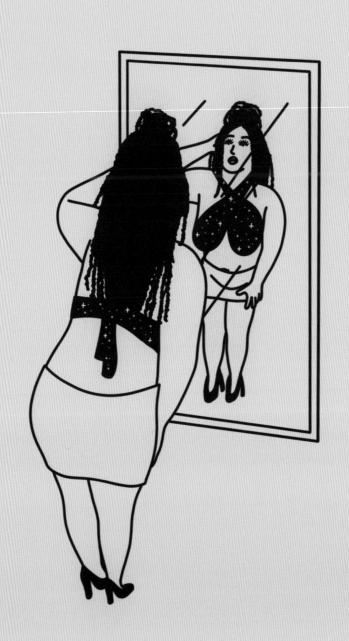

分手之后如何重建自信？

随着我们与伴侣的关系不断加深，双方之间的默契程度也在逐渐提高，以至于最初的自我意识可能会慢慢淡化甚至完全消失。但是，如果最终分手，我们就必须重新找回那份自我意识，并且重拾面对生活中各种挑战的风险承受能力。

当亲密关系走向尽头时，我们往往会感到伤心。研究表明，失恋所带来的压力会导致体内"压力激素"水平上升。而且，失恋所带来的痛苦与身体上的疼痛之间也存在着某种关联。为了避免遭受更多的伤害，我们变得愈发谨慎。同时，因为害怕被他人议论，我们常常将过往的痛苦深埋心底，并逼迫自己尽快从上一段恋情中走出来。

有了新伴侣之后

对于有些人来说，分手后避免提及与前任相关的话题，可能有助于他们更快地忘却前任。而另一些人则能迅速释怀，不再沉溺于过去。

有了新伴侣之后，会面临何时发生性关系的问题。有些人对与新伴侣发生性行为感到担忧，因为他们无法准确预测这一行为可能带来的后果，对他们来说这是一件冒险的事情。这其中的关键在于，不应该给自己施加过大压力，强迫自己接受某种观念，否则可能会让自己感觉像是在逢场作戏，而不是真正做好了准备。认识到紧

张和兴奋在生理反应上的相似性，对我们很有帮助。从生理学的角度来看，紧张和兴奋都会导致肾上腺素飙升，甚至引发类似"蝴蝶效应"的生理反应。同时，这种期待还能促使多巴胺的大量释放。这些都是在与新伴侣尝试性行为时可能出现的一些生理反应。

学会自我关怀

分手后，多与家人或朋友相处有助于提升我们的自信心。这些社交和情感交流为我们提供了必要的心理支持，帮助我们调整心态，重新找回自我。在此过程中，我们应该深入反思自己前行的动力，并审视自己是否受到了一种错误观念（即认为个人的价值只能在恋爱关系中得到实现）的影响。其实，单身时期是一个宝贵的自我成长阶段，这段时间专注于个人发展，能让我们更加深入地了解和接纳自己。这样，在未来再次投入恋爱关系时，我们才能以更加自信和成熟的心态去面对。

两性关系会随着时间的推移而发生变化吗？

两性关系往往会随时间推移而发生变化，但这些变化不一定带来负面影响。通过良好的沟通、相互的理解和支持，双方能够共同面对并适应这些变化，甚至能让关系变得更加稳固和深厚。

揭秘长期伴侣关系中的性爱观

英国两家知名育儿网站曾联合开展了一项调查，共收集了2500名女性的反馈，旨在探讨她们在长期伴侣关系中对于性爱的观点和态度。

随着相处的时间越来越长，性生活的激情和新鲜感往往会逐渐减退。然而，对许多伴侣而言，性生活次数的减少并不一定是个坏事。因为性爱频率的降低并不影响他们之间的亲密感。他们在长期相处中愈发感到自在和自信，彼此间的感情也愈发深厚。

无性关系≠关系不持久

"无性关系"这一概念并没有一个明确的定义，它往往只是依据性爱频率来大致划分。有些人认为，如果一对伴侣一年内性行为的次数少于10次，或者一个月内少于（包括等于）1次，那么他们的关系就可被视为"无性关系"。不过，这种划分方式过于简单，且让人误以为性生活可以用具体的数字来精确衡量。实际上，即便没有频繁的性行为，伴侣之间也能建立起稳定且深厚的关系。而且，有些人由于精神压力大或身体不适等问题，会暂时失去对性生活的兴趣。可见，性生活会经历不同的阶段，并展现出多种变化，这都是很正常的现象。

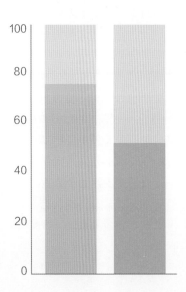

75%的受访女性表示有满意的性生活。
52%的受访女性表示希望有更多的性生活。

虚拟性爱有实际的效果吗？

对于异地情侣来说，虚拟性爱可能是一个满足性需求、增进亲密感的有效方式。有些人觉得，虚拟性爱并不能完全替代真实的身体接触和那种深层次的亲密感。

情侣在长期异地分居时，往往会缺少面对面亲密接触的机会，这对双方性爱关系的维持构成了挑战。鉴于异地恋中双方实际亲近的机会大大减少，他们应当积极策划并专门安排时间，以创造尽可能多的亲密接触机会，而非仅仅依赖于偶尔的见面来满足彼此的性需求。

虚拟性爱与维持亲密感的关系

长期的异地恋关系中，性生活有时需要从面对面的亲密接触转变为在虚拟环境中进行探索。当双方身处不同地点时，有多种虚拟方式可以帮助维持性生活的活力。即便伴侣不在身旁，我们也能通过创新的方式让他参与到自己的性体验中来。重要的是，双方要通过坦诚的沟通和明确的界限设定，共同认识到距离的阻隔并不必然意味着性生活的终结。值得一提的是，如果有人过度依赖虚拟性爱来满足性需求，可能会发展成"虚拟性爱成瘾症"，从而对现实生活产生不利影响。

什么是虚拟性爱？

虚拟性爱是情侣双方不通过实际的身体接触，而是借助电话、短信、网络聊天等方式获得性快感。有些情侣会选择使用可远程操控的情趣玩具来丰富他们的性生活。这些玩具具备多种运动模式，能够为双方带来不同的刺激，并确保双方能够同时享受性满足。更有趣的是，这些情趣玩具还可以与语音或视频通话相结合，从而增强双方在虚拟性爱过程中的互动与沉浸感。

在探讨虚拟性爱时，人们通常最为关注隐私问题。有些人发现在视频通话中关闭自己的摄像头会让自己更加放松和专注，因此他们可能会选择这种方式来参与虚拟性爱；而另一些人则更喜欢在镜头前展示自己，认为这样才会更刺激。

产后多久才能重新开始性生活？

虽然没有严格规定分娩后恢复性生活的具体时间，但考虑到伤口愈合及身体其他方面的生理变化，通常建议等待数周，以确保身体得到充分恢复。

女性在分娩之后，如果身心都已经恢复并准备好，重新开始性生活是可行的。但在产后初期，许多女性往往因为忙于照顾新生儿、睡眠不足以及激素水平的变化，而希望暂时搁置性生活的事宜。对于刚分娩的女性来说，不宜急于将性生活恢复到孕前的频率和强度，而应根据自己的实际状况来合理安排。

此外，即使在哺乳期间，发生性行为也有怀孕的可能性。因此，在重新开始性生活之前，应该考虑并采取有效的避孕措施。

经历分娩的女性，身体会发生哪些变化？

不论是顺产还是剖宫产，女性在产后都会经历恶露排出的过程。恶露是由子宫内变性脱落的母体胎盘组织、残留的血液、胎水以及子宫腺分泌物等组成的混合物，通常需要几周的时间才能完全排净。因此，她们会倾向于在恶露完全排净后再恢复性生活。

在怀孕、分娩及产后期间，女性的身体和激素水平都会发生显著变化，这些变化可能会影响女性对自己身体的感知以及对性

的兴趣。如果是顺产，阴道会为了胎儿的顺利娩出而充分扩张，之后需要一段时间来恢复紧致。此外，如果分娩过程中进行了会阴侧切术（即在阴道和肛门之间切开一个小口以便胎儿分娩出），建议女性等到伤口完全愈合后再考虑进行插入式性交。

哺乳期的女性体内催乳素水平升高，这会抑制排卵并降低雌激素水平。由于哺乳期雌激素水平较低，女性可能会遇到阴道干涩的问题，从而增加性交时的疼痛感。因此，在这种情况下，使用润滑剂是非常有帮助的。

适应产后性生活中的新变化

许多女性在产后对恢复性生活感到担忧，害怕会带来疼痛或不适，她们的伴侣也同样有此类顾虑，生怕在亲密时刻给对方带来痛苦。从生理角度来看，只有女性自己才能真切地感知到身体的状态。因此，双方之间进行有效的沟通至关重要。在重启性生活的过程中，应该放慢节奏，给予彼此充分的时间来重新建立身体上的亲密联系。如果在性交过程中出现疼痛或不适，可以选择非插入式的性行为作为替

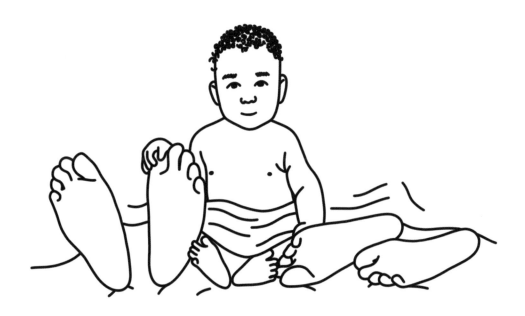

代。另外，有些女性在分娩前很喜欢伴侣抚摸乳房，但在哺乳期内，同样的触摸却无法再带来之前的快感。这时就要根据个人情况暂时设定一些新的性界限。

研究还发现，新生儿出生后，父亲的睾酮水平会下降。英国学者安娜·马金博士和其他进化人类学家指出，在这个阶段，由于激素的变化，父亲的性欲会减弱，攻击性也会降低。这种睾酮水平的下降可能有助于父亲更好地适应并承担养育后代的责任。

成为父母标志着人生的一次重大转变。

生殖器官是如何衰老的？

我们身体的各种器官（包括生殖器官）都会经历衰老的过程；然而，这并不意味着我们就无法继续享受令人满意的性生活。

随着年龄的增长，皮肤中的胶原蛋白和弹性蛋白会逐渐减少，这两种成分对皮肤起着重要的支撑作用，赋予皮肤柔软与弹性。当它们含量下降时，皮肤会出现皱纹，并逐渐松弛下垂。与此同时，体内激素水平的变化以及自然衰老的过程，也会导致生殖器官逐渐老化，性功能随之减弱，这是身体机能自然衰退的体现。

胶原蛋白和弹性蛋白的流失会使得女性外阴组织变得薄弱，阴唇松弛，而男性阴囊也可能因皮肤松弛而出现下垂。此外，随着年龄的增长，女性体内雌激素和孕激素的水平会逐渐降低。这种激素变化可能导致阴道萎缩，主要表现为阴道的分泌物减少，阴道变得干涩和松弛，从而在性交时产生疼痛或不适。这种不适往往会降低女性对性行为的兴趣，影响性欲和亲密关系的维持。为了改善这一状况，使用润滑剂是有效的辅助手段。

随着年龄的增长，毛发（包括阴毛、体毛和头发）的颜色可能会逐渐变浅，这是由于黑色素生成速度减缓所导致的。同时，随着激素水平的下降，毛发也会逐渐变得稀疏。因此，阴毛可能会出现变白和稀疏的情况。

血液循环在减弱

随着年龄的增长，多种因素会对血液循环产生影响。例如，高血压可能导致血管硬化，进而减少血流量。这种血液循环的变化会进一步影响生殖器官的感觉和功能，使生殖器官因血流量减少而变得不够敏感，导致性唤起和性高潮的实现变得困难。因此，为了达到以往的兴奋水平，我们可能需要增加刺激的时间和强度。针对这种情况，我们可以采取一些措施，比如使用润滑剂来辅助性交的顺利进行。值得注意的是，每个人的生理状况和反应均存在差异，因此具体的应对措施也要因人而异。在遇到相关问题时，建议咨询专业医生或性健康专家以获取建议。

随着年龄增长，人体肌肉含量会逐渐减少，部分人群甚至可能发展成"肌少症"。肌肉的减少会导致盆底肌肌肉松弛、力量下降，这会降低性高潮的强度和发生频率。尤其对男性来说，由于盆底肌在射精时通过协同收缩，帮助精液从尿道顺利射出，因此这种肌肉变化还可能影响射精量。无论男女，通过定期锻炼盆底肌，可以增强盆底肌的力量和耐力，从而保持其正常功能的运转。同时，肌肉张力的减弱也是男性阴囊下垂的一个原因，但值得注意的是，阴囊下垂是由多种因素共同作用的结果，并非仅由肌肉张力减弱这一因素引起。

如同我们的生活要经历不同的阶段，我们的身体也会经历不同的变化。

更年期会影响性生活吗？

尽管更年期可能会带来一些影响性生活的症状，但绝经并不标志着性生活的终止。实际上，存在多种方法能够帮助维持和延续性快感和性满足。

更年期也叫"围绝经期"，主要指女子卵巢功能逐渐消退至完全消失的一个过渡时期。一般发生于45～55岁间。绝经是卵巢功能衰退或受损导致月经永久停止的一种自然现象。通常情况下，绝经是自然发生的，但也可能因为某些医疗手段（如卵巢切除术、放射治疗等）诱导了绝经的出现。此外，还有少数情况是由于早发性卵巢功能不全（POI）而导致相关症状的出现。

更年期是女性特有的生理阶段。然而，男性随着年龄的增长，也会经历激素水平的变化，尤其是睾酮等性激素的逐渐下降，这可能导致他们出现一些和女性更年期类似的表现。通过激素治疗或手术干预，可以在一定程度上调节和改变个体在更年期的激素水平和相关症状。

更年期是我们人生中一个生理、情感及心理等多方面开始发生显著变化的阶段。

更年期对性生活的影响

更年期是一个复杂的生理阶段，女性在这一阶段可能会经历多种症状，如出现阴道干涩、情绪波动（如容易焦虑和抑郁）、潮热、记忆力减退、睡眠障碍以及性欲减退等。虽然大多数女性只会遭遇其中的部分症状，但这些症状却可能对她们的睡眠质量、认知功能以及性健康产生明显的负面影响。

特别值得一提的是，更年期对性生活的影响尤为显著。随着体内雌激素水平的逐渐降低，阴道干涩成为更年期的典型症状之一，这使得性交过程变得困难且不适。同时，雌激素和孕激素水平的下降也导致了性欲的减退，增加了性唤起的难度。此外，更年期的其他症状，如疲劳、潮热和焦虑等，也会对女性的性动机和性体验产生负面影响。

因此，进入更年期的女性可以和伴侣进行积极的沟通。通过有效的沟通，伴侣能够更深入地理解你的感受和需求，从而共同探索出更适合彼此的性生活方式，以提升性生活的满足感和亲密度。相反，如果缺乏沟通，只是盲目地延续以往的行为模式，可能会导致性关系出现紧张，进一步加剧性生活质量下降的问题。因此，与伴侣携手应对更年期带来的种种挑战，有助于保持性健康和维护亲密感。

如何顺利度过更年期

养成良好的生活习惯有助于提高个人健康水平和缓解更年期症状。对于部分女性而言，在专业医生的指导下采用激素替代治疗（HRT）能够改善阴道干涩、情绪波动以及潮热等不适症状。激素替代治疗是一种由于自身体内雌激素分泌不足，需以外源雌激素加以补充、替代的疗法。医生会根据患者的具体情况，制订个性化的激素补充方案。

更年期是女性卵巢功能逐渐衰退的一个过渡阶段，这一时期会给女性带来生理、心理等多方面的变化。尽管许多人认为更年期带来了诸多不便，但也有人视之为一种解脱，尤其是对于长期遭受痛经之苦的女性而言。另外，更年期过后女性无须再担忧意外怀孕的问题，这会让一些女性更加自在地享受性生活。当然，性生活的品质还会受到诸多其他因素的影响。

男性也会经历更年期？

"男性更年期"这一表述可能会造成误解，因为它并不代表一个男性生育能力逐渐终止的过渡阶段。和女性一样，随着年龄增长，男性也会经历激素水平下降这一过程。实际上，对于40～50多岁的男性而言，从30岁开始，他们的睾酮水平就会以每年1%~2%的幅度逐渐下降。这种生理变化往往会对他们的情绪和精力状态产生影响。如果你怀疑自己的睾酮水平在下降，可以去做血液检查。这种检查通常在早晨进行，因为早晨是一天中睾酮水平最高的时间段。

如何与性保持积极、健康的关系？

如果我们能与性建立一种积极、健康的关系，那么这种关系将有助于我们更好地体验性带来的愉悦，从而使我们和伴侣的性关系变得更加充实。

要想与性建立一种积极且健康的关系，我们需要学会接纳自己真实的性需求。这并非要求我们必须将个人的性生活经历公之于众或进行深度剖析，而是要确保我们拥有自主选择的权利，能够自由地去做自己真正渴望的事情。如此一来，我们便能释放内心的束缚，不再受限于自我评判或外界的眼光。以下列出了一些基本原则，它们将帮助我们更清晰地认识并理解性在我们生活中所承担的重要角色。

1

我们应该认识到，性对每个人而言都承载着独特的意义和价值，每个人的性观念、性体验均不相同。因此，在性行为中，只要确保双方均为自愿参与且行为符合法律规范，我们就应尊重彼此间的差异，而不是将自己的性观念强加给对方。

2

沟通对于接纳彼此间的差异极为重要，它是促进相互理解的桥梁。没有沟通，我们只能盲目猜测对方的心思，这很容易引发误解，甚至让自己或伴侣产生羞愧、自责的情绪。

正视性带来的困扰

数据显示，与性相关的话题在互联网上的搜索量颇高，众多商家也因此瞄准了这一市场需求，纷纷推广各类旨在提升生活质量的产品。这表明性健康确实是一个广受关注且具有巨大潜力的领域，因为许多人在这一方面确实需要帮助和支持。在性生活中遇到问题这种情况并不少见，而这些困扰往往与心理因素息息相关。令人遗憾的是，尽管这些问题如此普遍，人们却往往讳莫如深，不愿公开讨论。实际上，开放、良好的沟通往往是解决这些难题的有效途径。

当你面临性方面的困扰时，你很容易陷入孤独和焦虑，感觉自己是唯一遭遇此类困境的人。然而，找一个值得信赖的倾诉对象，无论是伴侣、亲朋好友还是专业的心理咨询师，都能帮助你正视并探究这些焦虑的根源，而不是选择逃避或忽视。在沟通过程中，你不仅能够获得情感上的慰藉，还能逐渐塑造符合自身价值观的性观念，从而更加从容地应对性生活中的各种挑战。

4

当我们能够深入感知并理解自己身体的各种需求和反应时，我们便能在自己的身体、性欲以及性快感之间建立起一种积极且正面的联系。

3

通过倾听，我们能更深入地理解性。我们会捕捉到周围环境中的各种声音，并勇于质疑那些对我们并不适用的性观念。同时，倾听他人的想法也能助我们从更广阔的视角审视自身的性观念，拓宽我们的认知边界。

如何重塑自己的性观念？

当我们打破传统性观念的束缚，寻找到最适合自己的性生活方式时，我们才能获得最佳的性体验。

重塑自己的性观念

作为社会中的一分子，我们不可避免地会受到经济、政治和文化等多重环境因素的影响。这些因素不仅塑造着我们的生活方式，也间接地影响着我们的性体验。因此，在理解和接纳这些影响的同时，我们应积极主动地去探索和塑造属于自己的性观念，以满足个人的独特需求。

当前社会对性的普遍观念确实存在诸多不足，亟待改进。然而，要转变整个社会对性的固有态度并非易事，这需要社会各界的广泛参与和共同推动。在这个过程中，我们可以专注于提升个人性生活的满意度和幸福感。通常，我们会对自己重视的事物倾注更多心血，而对那些不重视的事物置之不理。将这一原则应用于性生活中，有助于我们塑造出更加符合自身需求的性观念，从而优化我们与性的关系。

重视自己的性健康

我们应当把性健康放到与身体其他健康问题同等重要的地位，而不是等到出现问题时才去关注。这样，我们的性生活才能达到应有的高质量。虽然很多人觉得谈论自己的性需求颇为难为情，但这实际上是提升性生活质量最直接的方法。同时，沟通也是我们与伴侣增进理解、达成共识的桥梁。

增强自我意识，摆脱束缚，释放性潜能

保持性的自我意识，意味着我们需要清晰地认识到自己的性需求。无论是选择暂时中止性生活，还是渴望尝试新的性体验，所有的决定都应基于双方自愿、相互愉悦和给予的原则。随着人生步入不同阶段，我们的健康状况、人际关系以及自我

**我们与性最健康的
关系就是摆脱性羞耻。**

意识也会发生变化，因此实现这一目标的
方式也需要灵活调整。摆脱那些令人感到
羞愧的性观念的束缚，将使我们能够重新
规划和塑造自己的性生活，从而充分释放
和发挥我们的性潜能。

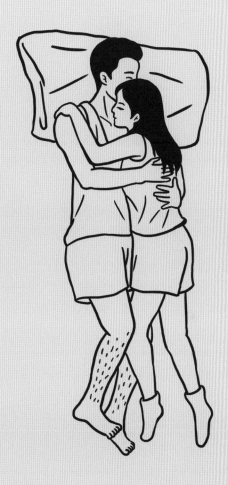

术语表

艾滋病：全称"获得性免疫缺陷综合征"。由感染人类免疫缺陷病毒（HIV）引起的一种破坏性和危害性极大的传染病。主要通过性接触、血液和母婴传播。HIV可严重破坏机体的免疫系统。

避孕：避免受孕的预防措施。包括采取器具、使用药物或者手术等方法，以达到暂时或永久阻止受孕的目的。

表现焦虑：与执行某项任务有关的焦虑。在性治疗中，性功能障碍受检者担心在性活动中能否做得好而出现焦虑，焦虑和快感是不相容的，因此往往以表现更糟糕而结束。

勃起：在视、听、嗅、触和幻觉的刺激下，中枢神经系统发出的性冲动，由骶髓中枢协调经外周神经传到阴茎或由刺激外生殖器经骶髓反射弧使副交感神经纤维兴奋，导致阴茎海绵体、海绵窦平滑肌松弛，使血液不断流入阴茎海绵窦，导致血管内阻力上升，静脉血不能外流，阴茎内血压上升出现膨胀变硬的状态和过程。

勃起功能障碍：男性不能持续获得和维持足够的阴茎勃起以完成满意性生活的性功能障碍。

催产素：神经垂体分泌的激素之一。是一种多肽，由九个氨基酸组成。具有促使子宫和其他平滑肌收缩的功能。

多巴胺：由多巴脱羧生成的儿茶酚胺类神经递质。参与对躯体运动、精神活动等的调节。性刺激时，多巴胺是刺激泌精的主要神经递质，在射精过程中起促进作用。

反射性勃起：直接刺激阴茎或其周围的性感带引发的阴茎勃起。刺激产生的冲动到达脊髓勃起中心，激活自主神经核，通过海绵体神经发送信息到阴茎，引起勃起。

感受器：分布在体表或组织内部，反射弧中感受机体内外环境变化的组织结构或装置。

和解式性交：在伴侣争吵或冲突后发生的性行为。

畸形恐惧症：受检者尽管相貌属正常范围，但是主观感觉自己外貌丑陋或有身体缺陷（而且认为别人能够看出）的精神综合征。可见于强迫状态、抑郁症、大脑器质性疾病或精神病性障碍受检者。其预后因病种而异。

侵入性思维：一种突然闯入个体意识层面、不受欢迎且难以控制的想法或意象。

激素：由内分泌腺或内分泌细胞分泌的高效生物活性物质。在体内作为信使传递信息，对机体生理过程起调节作用。

阴道扩张器：将其两叶合拢并沿顺时针方向插入阴道的后下方，置入后两叶张开即可暴露阴道和宫颈，对其进行初步查看的器械。

内啡肽：人类和动物中枢神经系统（如垂体）产生的内源性阿片样肽。主要功能是抑制疼痛信号传递，可产生极度兴奋。

女阴萎缩：一组女性皮肤、外阴黏膜因营养障碍所致的组织变性、皮肤色素脱失萎缩的疾病，主要累及大小阴唇、阴蒂等部位。

皮质醇：由人或动物肾上腺皮质产生的一种糖皮质激素，它通常被称为"压力激素"。

前列腺：位于膀胱下方、尿生殖膈上方，环绕于尿道起始段的栗形器官。分为底、体和尖3个部分，是男性特有的性腺器官。

前戏：人类性事过程中一连串情感亲密和身体亲密的动作组合，并借此挑起性兴奋与从事性活动的期望。能促进伴侣双方性生活，减轻紧张羞涩并增进伴侣间的情感亲密。

亲密：人际沟通中父母、夫妻与子女等具有特殊关系的人所使用的互动空间。表现关系紧密的特殊性。

认知：人脑的一种功能，与有意识的心理活动息息相关，例如思考、学习、记忆、推理。

润滑剂：一种性交辅助用品，通常呈现为液体或凝胶状态。它可以被涂抹在生殖器上，或者用于情趣玩具表面，以减少身体接触时的摩擦力，使插入过程更为顺畅，从而提升性行为的舒适度。

射精：性高潮时精液从男性生殖道的排出。男性在射精时一般会同时达到性高潮。

身体意象：对自己身体外貌特征的感受与评价以及感受到的别人对自己外貌特征的看法。中性身体意象是一种对身体持有中立态度的观念，它鼓励个体关注身体的功能性和实用性，而不是过分关注身体的外貌或形态；积极身体意象是一种对身体持有积极、正面态度的观念，它意味着个体能够接纳、欣赏并尊重自己的身体，包括身体的所有不完美和独特性。

身心疾病：由于情绪因素引起身体症状的疾病。

身心性唤起不同步：一个人的身体和心理对于性唤起出现的不同步现象。例如，有时候心理上已经有性欲，但是身体上却很难进入状态；或者在身体上已经处于性唤起状态，但是心理上却无法达到同样的性唤起状态。

身心性唤起同步：身体的唤起状态与主观欲望达到同步。

神经递质：由神经细胞合成、神经末梢释放的特殊信使物质。能作用于特异性受体，介导信息传递。

神经可塑性：神经系统功能、结构、活动、基因表达等为适应内外环境的变化而进行适应性改变的能力。

神经多样性：自闭症人士比照生物多样性提出的一个名词。

生理学：研究活机体的正常生命活动规律的生物学分支学科。

生殖器：动植物进行生殖过程、繁殖个体的器官。人体的生殖器，男性有睾丸、输精管、阴茎、前列腺等，女性有卵巢、输卵管、子宫、阴道等。

同意原则：贯穿性行为参与者整个活动过程的一种意向，需要参与者不受胁迫地清晰表达自己的意向。

外阴：女性生殖器的外露部分，包括阴阜、小阴唇、大阴唇和阴蒂等。

外阴痛：阴道口周围的慢性疼痛或不适。原因不明，持续3个月以上，可被描述为瘙痒、性交困难、疼痛、烧灼感、粗糙、搏动感、刺痛，可持续数月到数年。

习惯化：由于刺激的反复呈现而使个体的反应强度逐渐降低的过程。

心理性勃起：在中央性中枢受到色情等刺激时，神经传导物质，特别是多巴胺和一氧化氮被释放，副交感神经系统激活，经骶神经丛将信号传导到阴茎背神经和海绵窦神经所产生的勃起。

心身疾病：与心理和社会因素密切相关，但以躯体症状表现为主的一组疾病。一般有形态学变化或病理生理变化，但不表现明显的行为障碍和精神病性障碍。

信息素：又称"外激素"。主要由体表的分泌腺体分泌并释放到体外的、能引起同种其他个体产生特定行为或生理反应的一种微量信息化学物质。如昆虫性信息素。

性爱货币： 伴侣之间充满性吸引力的互动行为，这些互动是构建高质量性生活的基本要素，但它们本身并不是性行为。例如，长时间的拥抱、深情的接吻或甜蜜的调情。

性不应期： 一次性交结束后，至身体状态恢复到又可以开始下一次性交所经历的间歇时间。在此期间，再度性刺激不能有效引起或维持男性的勃起；女性的不应期不明显，可在持续有效的性刺激下，获得不止一次的性高潮。

性传播疾病： 各种通过性接触、类似性行为及间接接触传播为主要传播途径的疾病。包括梅毒、淋病、软下疳、性病性淋巴肉芽肿、生殖器疱疹、尖锐湿疣、非淋菌性尿道炎及艾滋病等。

性感带： 身体某些对性刺激特别敏感的区域。如男性的阴茎头及阴茎颈、阴茎下半部分、乳头等，女性的乳头、口唇、阴蒂、阴唇、阴道下1/3及其前壁的G点等。

性高潮： 在性反应周期过程中出现的一种逐渐升高的兴奋、紧张状态，当这种状态积累到顶点时会出现爆发，这种爆发伴随着极度愉悦的感受。男性和女性都能产生性高潮。

性功能障碍： 因器质性和（或）心理性因素，个体或其伴侣在性行为的各个方面，如性欲、性唤起、性高潮等性反应周期中任何一个或多个环节出现障碍，以致不能完成满意性活动的疾病。

性唤起： 又称"性唤醒"。性活动前，机体在各种性刺激作用下出现的生理与心理反应。会诱发男性的阴茎勃起，女性可出现盆腔充血、阴道润滑、外生殖器充盈胀大、乳房充盈胀大和乳头勃起等。

性激素： 由性腺（睾丸、卵巢）和肾上腺皮质网状带分泌，能刺激生殖器官、生殖细胞成熟及第二性征发育的一组类固醇激素。

性交： 也称为阴道（性）交，是男性阴茎插入女性阴道的性行为。是人类性行为的正常方式。

性素质： 一切与性相关的生物、心理、社会、伦理等多元素的集合。是一个整体性的多维概念。

性心理治疗： 由专业医疗机构人员应用心理学原理和方法，针对心理因素参与的性功能障碍及部分性心理障碍，实施有计划的心理、认知及行为等治疗。通常包括支持−解释性心理治疗、精神分析及心理动力学治疗、行为治疗等，不包括药物、手术、理疗等医疗手段。

性学：以人类的性行为为研究对象的综合性学科。是以性医学、性心理学和性社会科学组成的一个综合的、全面的、多学科的理论体系。

性欲：与性本能有关、追求快乐和情爱的精神动力或内在驱动力。它是一种复杂的心理生理过程，并与社会环境、文化传统、生活习惯等密切相关。性欲分为自发性和反应性。自发性欲望是突然产生的性欲或在期盼性爱发生时产生的欲望；反应性欲望则是表达为想要继续性爱的欲望，是一种对于性刺激的回应。性欲受生理、社会以及心理因素的影响，在人生的不同阶段也会出现不同的变化。

虚拟性爱：基于科技实现的性互动或性体验，它无须真实的人体接触。

阴道痉挛：女性在性交时发生在阴道周围盆底肌肉的反复性或持续性不自主痉挛。

阴茎环：一种通常戴在阴茎根部，让阴茎勃起更加完全或勃起时间更加持久的工具。

元认知：个体对自身认知活动的认知。

帐篷效应：在性唤起和性兴奋阶段，阴道壁肌肉发生松弛，阴道腔因血液充盈而变得更加柔软和宽敞，这种生理变化与帐篷展开后内部空间增大的现象相似，从而为阴茎的顺利插入提供了更多的空间。

正念：通过有目的地将注意力集中于当下，不加评判地觉知一个又一个瞬间所呈现的体验而涌现的一种觉知力。

正念性爱：在性爱的过程中，个体有意识地专注于当下的身体感受和经验，保持觉察状态，不对自己的体验进行评判或批评，同时也不让过去或未来的思绪干扰当前的体验。

子宫内膜异位症：具有生长功能的子宫内膜组织（腺体和间质）出现在子宫体以外部位的疾病。主要症状为下腹痛与痛经、不孕及性交不适。

自慰：手动或其他方式刺激自身或他人的生殖器，以获得性快感的一种非性交方式性行为。

参考资料

所有网站链接于2023年3月时均可正常访问。

pp.2–3 性简史
Imperial College London (2019). [online]. By 2037 half of babies likely to be born to couples who met online. www.imperial.ac.uk/news/194152

pp.8–9 性生活对健康有好处吗？
Ditzen, B. et al. (2019). Intimacy as related to cortisol reactivity and recovery in couples undergoing psychosocial stress. *Psychosom Med*. 81(1). 16-25. DOI: 10.1097/01.psy.0000552769.11461.31
Murray, S. H. and Brotto, L. (2021). I want you to want me: a qualitative analysis of heterosexual men's desire to feel desired in intimate relationships. *J. Sex Marital Ther* [online]. 47 (5). 419-34. DOI.org/10.1080/009262 3X.2021.1888830

pp.12–13 性体验会受到我们想法的影响吗？
Educare. What is metacognition? (2020). [online] www.educare.co.uk/news/what-is-metacognition

pp.16–17 自慰算性行为吗？
Hurlbert, D. F. (1991). The role of masturbation in marital and sexual satisfaction: a comparative study of female masturbators and nonmasturbators. *J Sex Educ Ther*. 17 (4). 272-82. DOI.10.1080/01614576.1991.11074029
Corrigan, F. M. (2014). Shame and the vestigial midbrain urge to withdraw. Neurobiology and treatment of traumatic dissociation. DOI: 10.1891/9780826106322.0009
The Monkey Therapist. [online] https://themonkeytherapist.com

pp.20–21 为什么性让人感到羞耻？
Davis, S. (2019). The neuroscience of shame. CPTSD foundation. [online]. https://cptsdfoundation.org/2019/04/11/the-neuroscience-of-shame/

pp.22–23 性关系等同于亲密关系吗？
Rocco, S. C. (2019). Neuroanatomy and function of human sexual behaviour: A neglected or unknown issue? Brain and Behavior [online]. 9 (12). E01389. www.ncbi.nlm.nih.gov/pmc/articles/PMC6908863/

p.26 性技巧能提高吗？
Warrell, M. (2015). Use it or lose it: The science behind self-confidence. *Forbes*. [online]. www.forbes.com/sites/margiewarrell/2015/02/26/build-self-confidence-5strategies

pp.30–31 哪些因素会影响性体验？
Meston, C. M. and Buss, D.M. (2007). Why humans have sex. *Arch Sex Behav*. [online]. 36. 477–507. https://labs.la.utexas.edu/mestonlab/files/2016/05/WhyHaveSex.pdf
Nagoski, E. (2015). *Come as You Are*. UK: Scribe

pp.32–33 我可以要求伴侣等待吗？
Wnuk, A. (2018). Do hurt feelings actually hurt? *Brain Facts*. [online]. www.brainfacts.org/thinking-sensing-and-behaving/emotions-stress-and-anxiety
Garland, E. L. (2012). Pain processing in the human nervous system. *Prim Care*. 39 (3). 561–71. DOI: 10.1016/j.pop.2012.06.013
Hayati, A. (2014). The brain in pain. *Malays J Med Sci*. 21 (Spec Issue). 46–54. PMC4405805

pp.34–35 我的性爱频率够吗？
Mitchell, K. R. et al. (2013). Sexual function in Britain: findings from the third national survey of sexual attitudes and lifestyles (Natsal-3). *Lancet*. [online] 382. 1817–1829. www.natsal.ac.uk/sites/default/files/2021-04/Natsal-3%20infographics.pdf
Wolfinger, N. H. (2021). Is the sex recession turning into a great sex depression? *IF Studies*. [online]. https://ifstudies.org/blog/is-the-sex-recession-turning-into-a-great-sex-depression
The Australian Study of Health and Relationships [online] www.ashr.edu.au/

pp.36–37 身有残疾会影响性生活吗？
UK Legislation. Equality Act 2010. [online]. www.legislation.gov.uk/ukpga/2010/15/section/6?view=extent

pp.38–39 只有我受到了性功能障碍的困扰吗？

Mitchell, K. R. et al. (2013). Sexual function in Britain: findings from the third national survey of sexual attitudes and lifestyles (Natsal-3). *Lancet.* [online] 382. 1817–1829. www.natsal.ac.uk/sites/default/files/2021-04/Natsal-3%20infographics.pdf

pp.40–41 我的性生活"正常"吗？

Simon, W. and Gagnon, J. H. (1986). Sexual scripts: permanence and change. *Arch Sex Behav.* 15. 97–120. DOI: 10.1007/BF01542219

p.43 在发生性行为之后感到脆弱，这有问题吗？

Schweitzer, R. D. (2015). Postcoital dysphoria: prevalence and psychological correlates. *Sex Med.* 3 (4). 235–43. DOI: 10.1002/sm2.74

Maczkowiack, J. and Schweitzer, R. (2019). Postcoital dysphoria: Prevalence and correlates among males. *J Sex Mar Ther.* 45 (2), 128–40. DOI: 10.1080/0092623X.2018.1488326

Bhardwaj, N. (2020). Is crying after sex normal? *Health Shots.* [online]. www.healthshots.com/intimate-health/sexual-health/is-crying-after-sex-normal-a-psychologist-answers/

pp.44–45 什么是愉悦？

Mcleod, S. (2023). Brain reward system. *Simply Psychology.* [online]. www.simplypsychology.org/brain-reward-system.html

Uniformed Services University of the Health Sciences (2017). How PTSD affects the brain. *Brainline.* [online]. www.brainline.org/article/how-ptsd-affects-brain

pp.50–51 性幻想能提升性体验吗？

Orwig, J. (2014). Scientists have discovered how common different sexual fantasies are. *Business Insider.* [online]. www.businessinsider.com/which-sexual-fantasies-are-normal-2014-10

Tseng, J. and Poppenk, J. (2020). Brain meta-state transitions demarcate thoughts across task contexts exposing the mental noise of trait neuroticism. *Nat Commun.* [online]. 11. 3480. DOI: 10.1038/s41467-020-17255-9

Lehmiller, J. (2018). *Tell Me What You Want: The Science of Sexual Desire and How It Can Help You Improve Your Sex Life.* Robinson.

p.54 为什么了解自己的身体有益于我们的性生活？

Intima (2020). 25% of women can't correctly identify vagina [online]. www.intimina.com/blog/women-and-their-bodies/

Sex Education Forum. (2022). Young People's RSE Poll 2021. [online]. www.sexeducationforum.org.uk/resources/evidence/young-peoples-rse-poll-2021

Ferguson, R. M. et al. (2008). A matter of facts and more: An exploratory analysis of the content of sexuality education in The Netherlands. *Sex Ed.* [online]. 8 (1). 93–106. DOI: 10.1080/14681810701811878

The Eve Appeal (2016). Why 'vagina' should be part of every young woman's vocabulary. [online]. https://eveappeal.org.uk/wp-content/uploads/2016/07/The-Eve-Appeal-Vagina-Dialogues.pdf

Reeves, L. (2021). My vulva and I. Lydia Reeves. [online]. www.lydiareeves.com/my-vulva-and-i

Henshaw, P. (2022). Relationships and sex education: Too many still not being taught the basics. *SecEd.* [online]. www.sec-ed.co.uk/news/relationships-and-sex-education-too-many-still-not-being-taught-the-basics

US adolescents' receipt of formal sex education. (2022). Guttmacher Institute. [online]. www.guttmacher.org/fact-sheet/adolescents-teens-receipt-sex-education-united-states

Nielsen-Bohlman, L. (2004). Health Literacy: A prescription to end confusion. *US: NAP.* DOI: 10.17226/10883

p.55 我的下面发育得"正常"吗？

Kalampalikis, A. and Michala, L. (2021). Cosmetic labiaplasty on minors: a review of current trends and evidence. *Int J Impot Res.* DOI: 10.1038/s41443-021-00480-1

Aleem, S. & Adams, E. J. (2012). Labiaplasty. *Obstet, Gynaecol Reprod Med.* 22 (2). 50-53. DOI: 10.1016/j.ogrm.2011.11.006

Turini, T. et al. The impact of labiaplasty on sexuality. *Plast Reconstr Surg.* 141 (1). 87-92. DOI: 10.1097/PRS.0000000000003921

pp.56–57 是"阴道"还是"外阴"？

Murphy, C. (2016). Sexperts say this is your most underrated erogenous zone – here's what to do to it. *Women's Health* [online]. www.womenshealthmag.com/sex-and-love/a19946348/mons-pubis-sex-tips/

Science Direct. Mon Pubis. [online]. www.sciencedirect.com/

topics/medicine-and-dentistry/mons-pubis

pp.58–59 在性交过程中，阴道会有哪些变化？
Sullivan, C. and Jio, S. (2022). 21vagina facts that every person with one should know. *Woman's Day* [online]. www.womansday.com/health-fitness/womens-health/a5466/8-things-you-didnt-know-about-your-vagina-113565/
Ilyich, I. (2021). What's the difference between vaginal discharge, arousal fluid, and cervical mucus? *Flo* [online]. https://flo.health/menstrual-cycle/health/vaginal-discharge/discharge-fluid-mucus

pp.60–61 阴蒂有什么作用？
Maravilla, K. et al. (2003). Dynamic MR imaging of the sexual arousal response in women', *J Sex Marital Ther*, 29: 71-6. DOI: 10.1080/713847132
El-Hamamsy, D. et al. (2022). Public understanding of female genital anatomy and pelvic organ prolapse (POP); a questionnaire-based pilot study. *Int Urogynecol J*. 33. 309–18. DOI: 10.1007/s00192-021-04727-9
Gross, R. E. The clitoris, uncovered: an intimate history. *Scientific American*. (2020) [online]. www.scientificamerican.com/article/the-clitoris-uncovered-an-intimate-history/
O'Connell, H. E. and Sanjeevan, K.V. (2005). Anatomy of the clitoris. *PubMed*. 174 (4). 1189–95. DOI: 10.1097/01.ju.0000173639.38898.cd

pp.62–63 男性的生殖器包含哪些？
National Cancer Institute. Penis. [online]. https://training.seer.cancer.gov/anatomy/reproductive/male/penis.html

pp.64–65 阴茎的大小重要吗？
Francken, A. B. et al. (2002). What importance do women attribute to the size of the penis? *Eur Urol*. 42 (5). 426-31. DOI: 10.1016/s0302-2838(02)00396-2
Tiggemann, M. et al. (2008). Beyond muscles: unexplored parts of men's body image. *J Health Psychol*. 13 (8). 1163–72. 10.1177/1359105308095971
GMFA. (2017). Penis anxiety is impacting gay men's self-esteem. *LGBT Hero*. [online]. www.lgbthero.org.uk/fs160-penis-anxiety-is-impacting-gay-mens-self-esteem

pp.66–67 G点真的存在吗？
Vieira-Baptista, P. et al. (2021). G-spot: fact or fiction?. *Sex Med*. 9 (5). 100435. DOI: 10.1016/j.esxm.2021.100435
National Women's Health Network (2022). Is the G-spot real? *NWHN*. [online]. https://nwhn.org/is-the-g-spot-real/
Puppo, V. (2012). Does the G-spot exist? *Int Urogynecol J*. 23 (12). 1665-9. DOI: 10.1007/s00192-012-1831-y
Psychology Today (2009). The most important sexual statistic [online]. www.psychologytoday.com/us/blog/all-about-sex/200903/the-most-important-sexual-statistic

pp.70–71 大脑是如何感受到触觉的？
App, B. et al. (2006). Touch communicates distinct emotions. *American Psychological Association*. [online] 6 (3). 528–33. https://citeseerx.ist.psu.edu/viewdoc/download?doi=10.1.1.421.2391&rep=rep1&type=pdf
Wired (2017). The science of touch. [online] www.wired.co.uk/article/the-good-life-human-touch
Michels, L. et al (2010). The somatosensory representation of the human clitoris: an fMRI study, *NeuroImage* 49 (1). 177–84. DOI: 10.1016/jneuroimage.2009.07.024
Crichon, P. (1994). Penfield's homunculus. *J Neurol Neurosurg Psychiatry*. 57 (525). Published Online First: 01 Apr 1994. DOI: 10.1136/jnnp.57.4.525

p.72 我们都有同样的性感带吗？
Nummenmaa, L. et al. (2016). Topography of human erogenous zones. *Arch Sex Behav*. 45 (5). 1207-1216. DOI: 10.1007/s10508-016-0745-z
Younis, I. et al. (2016). Female hot spots: extragenital erogenous zones. *Hum Androl*. 6 (1). 20-26. DOI: 10.1097/01.XHA.0000481142.54302.08

pp.74–75 在性反应周期中，身体会经历哪些变化？
Masters, W. H. and Johnson, V. E. (1966). *Human sexual response*. US: Bantam Books.
Basson, R. (2001) Human sex-response cycles. *J Sex Marital Ther*. 27 (1). 33-43. DOI: 10.1080/00926230152035831
Chivers, M. L. et al. (2010). Agreement of self-reported and genital measures of sexual arousal in men and women *Arch Sex Behav*. 39 (1). 5–56. DOI: 10.1007/s10508-009-9556-9

pp.76–77 勃起是如何发生的？
Biga, L. M. et al. (2019). Physiology of arousal and orgasm.

Anatomy and Physiology. Oregon State University. [online]. 1. 1864-72. https://open.oregonstate.education/aandp/chapter/27-5-physiology-of-arousal-and-orgasm/

Atomik Research Insights & Analytics. Co-op pharmacy erectile dysfunction PR Survey. [online]. www.atomikresearch.co.uk/case-studies-archive/co-op-pharmacy-erectile-dysfunction-pr-survey/

Davies, K. P. (2015). Development & therapeutic applications of nitric oxide releasing materials to treat erectile dysfunction. *Future Sci OA.* [online]. 1 (1). FSO53. DOI: 10.4155/fso.15.53

Shepherd Centre. Male Sexuality. [online]. www.myshepherdconnection.org/sci/sexuality/male-sexuality

Goldstein, I. The central mechanisms of sexual function. Boston University School of Medicine. [online]. www.bumc.bu.edu/sexualmedicine/publications/the-central-mechanisms-of-sexual-function/

pp.78-79 在达到性高潮时，人体内会发生什么变化？

Georgiadis, J. R. and Kringelbach, M. L. (2012). The human sexual response cycle: brain imaging evidence linking sex to other pleasures. *Progr neurobiol.* 98 (1). 49-81. DOI: 10.1016/j.pneurobio.2012.05.004

Stromberg, J. (2015). This is what your brain looks like during an orgasm. Vox. [online]. www.vox.com/2015/4/1/8325483/orgasms-science

Clarke, M. (2018). What's going on with hormones and neurotransmitters during sex. *Atlas Biomed.* [online]. https://atlasbiomed.com/blog/whats-going-on-with-hormones-and-neurotransmitters-during-sex/

Portner, M. (2008). The Orgasmic Mind: The neurological roots of sexual pleasure. *Scientific American.* [online]. www.scientificamerican.com/article/the-orgasmic-mind/

Wise, N. J., Komisaruk, B. R. et al. (2018). Brain activity unique to orgasm in women. *J Sex Med.* 14 (11). 1380–1391. DOI: 10.1016/j.jsxm.2017.08.014

pp.80-81 性高潮有不同类型吗？

Inverse. (2022). Why wearing socks during sex helps you have orgasms (online). www.inverse.com/mind-body/socks-sex-orgasms

pp.82-83 男人在射精时，体内会发生什么变化？

ISSM's Communication Committee (2013). What is the

refractory period? *ISSM.* [online]. www.issm.info/sexual-health-qa/what-is-the-refractory-period/

pp.84-85 在月经周期内，激素的变化会影响女性性欲吗？

Lachowsky, M. and Nappi, R. E. (2009). The effect of oestrogen on urogenital health. *Maturitas.* 63 (2). 149-51. DOI: 10.1016/j.maturitas.2009.03.012

Chalabi, M. (2016). Going with the flow: how your period affects your sex drive. *The Guardian.* [online]. www.theguardian.com/lifeandstyle/2016/oct/15/how-period-affects-sex-drive-menstruation-ovulation

pp.86-87 睾酮水平会影响性生活吗？

Wang, C. et al. (2011). Low testosterone associated with obesity and the metabolic syndrome contributes to sexual dysfunction and cardiovascular disease risk in men with type 2 diabetes. *Diabetes Care.* 34 (7). 1669-75. DOI: 10.2337/dc10-2339

Gettler, L. et al. (2011). Longitudinal evidence that fatherhood decreases testosterone in human males. *PNAS.* 108 (39). 16194-9. DOI: 10.1073/pnas.1105403108

Mount Sinai Today (2022). Testosterone. https://www.mountsinai.org/health-library/tests/testosterone

Marinov, D. (2022). Charts of average testosterone levels in male and female. *HFS Clinic.* [online]. https://hghfor-sale.com/blog/normal-testosterone-levels-by-age/

p.89 是否存在"爱情激素"？

Wu, K. (2017). Love, actually: The science behind lust, attraction, and companionship. Harvard University. [online]. https://sitn.hms.harvard.edu/flash/2017/love-actually-science-behind-lust-attraction-companionship/

Owens, A. (2021). Tell me all I need to know about oxytocin. *Psycom.* [online]. www.psycom.net/oxytocin

Clarke, M. (2018). What's going on with hormones and neurotransmitters during sex. *Atlas Biomed.* [online]. https://atlasbiomed.com/blog/whats-going-on-with-hormones-and-neurotransmitters-during-sex/

Shoemaker, C. (2019). Male libido, testosterone, & neurotransmitters. *Sanesco.* [online]. https://sanescohealth.com/blog/male-libido-testosterone-nervous-system/

pp.90-91 锻炼盆底肌能改善性生活吗？

Kanter, G. et al. (2015). A strong pelvic floor is associated with higher rates of sexual activity in women with pelvic floor disorders. *Int Urogynecol J*. 26 (7). 991–96. DOI: 10.1007/s00192-014-2583-7

pp.94–95 我们能学会爱自己的身体吗？

de Balzac, H. (2021). Scientific lessons to help you overcome self-doubt. Psychology Compass. [online]. https://psychologycompass.com/premium/self-doubt/

Cascio, C. N. (2015). Self-affirmation activates brain systems associated with self-related processing and reward and is reinforced by future orientation. *Soc Cogn Affect Neurosci*. 11 (4). DOI: 10.1093/scan/nsv136

Poirier, A. (2021). *The Body Joyful*. Woodhall Press.

pp.96–97 性功能障碍是一类常见的问题吗？

Mitchell, K. R. et al. (2013). Sexual function in Britain: findings from the third national survey of sexual attitudes and lifestyles (Natsal-3). *Lancet*. [online]. 382. 1817–29. www.natsal.ac.uk/sites/default/files/2021-04/Natsal-3%20infographics.pdf

BMJ Best Practice. Sexual dysfunction in women. [online]. https://bestpractice.bmj.com/topics/en-gb/352

pp.98–99 性交痛正常吗？

Vaginismus (online). www.vaginismus.com/

The Gynae Centre (2021). Vaginismus: Debunking The Myths. The Gynae Centre Blog. [online]. www.gynae-centre.co.uk/blog/vaginismus-debunking-the-myths/

pp.100–101 勃起功能障碍能够得到解决吗？

LetsGetChecked (2020). 3 in 5 men in US affected by erectile dysfunction. PR Newswire. [online]. www.prnewswire.com/news-releases/3-in-5-men-in-us-affected-by-erectile-dysfunction---and-most-are-unaware-it-can-be-an-indicator-of-more-serious-health-problems-301003952.html

pp.106–107 为什么会陷入爱河？

Fisher, H. et al. (2002). Defining the brain systems of lust, romantic attraction and attachment. *Arch Sex Behav*, 31 (5). 413-9. DOI: 10.1023/a:1019888024255

NPR/TED staff (2019). Helen Fisher: How Does Love Affect The Brain? NPR. [online]. www.npr.org/2019/11/22/ 780960553/helen-fisher-how-does-love-affect-the-brain

Van Edwards, V. (2016). The 3 stages of love. Science of People. [online]. www.scienceofpeople.com/3-stages-of-love/

Wu, K. (2017). Love, actually: the science behind lust,

attraction, and companionship. Harvard University. [online]. https://sitn.hms.harvard.edu/flash/2017/love-actually-science-behind-lust-attraction-companionship/

Gottman, J. (2014). The 3 phases of love. The Gottman Institute. [online]. www.gottman.com/blog/the-3-phases-of-love/

pp.108–109 性欲袭来，身体会发生什么变化？

Gurney, K. (2020). *Mind The Gap*. UK: Headline. p168.

Lifeworks (2017). What Basson's sexual response cycle teaches us about sexuality (online). www.lifeworkspsychotherapy.com/bassons-sexual-response-cycle-teaches-us-sexuality/

p.111 什么是信息素？

McClintock, M. K. (1971). Menstrual synchrony and suppression. *Nature*. 229. 244–45. DOI: 10.1038/229244a0

Verhaeghe, J. et al. (2013). Pheromones and their effect on women's mood and sexuality. *Facts, Views Vis ObGyn*. 5 (3). 189–95. PMID: 24753944

pp.112–113 "催情食物"真的有用吗？

Eippert, F. (2009). Activation of the opioidergic descending pain control system underlies placebo analgesia. *Neuron*. 63 (4). 533-43. DOI: 10.1016/j.neuron.2009.07.014

pp.114–115 性需求不一致怎么办？

Brough, E. (2009). Positive emotions and sexual desire among healthy women. Research Gate. [online]. www.researchgate.net/publication/30863012

Mercer, C. H. et al. (2003). Sexual function problems and help seeking behaviour in Britain: National probability survey. *Br Med J*. 327. 426–427. DOI: 10.1136/bmj.327.7412.426

Mitchell, K. R. et al. (2013). Sexual function in Britain: findings from the third national survey of sexual attitudes and lifestyles (Natsal-3). *Lancet*. 382. 1817–1829. www.natsal.ac.uk/sites/default/files/2021-04/Natsal-3%20infographics.pdf

pp.116–117 调情能够获得更好的性体验吗？

Zhou, C. et al. (2018). Direct gaze blurs self-other boundaries. *J Gen Psychol*. 145 (3). 280-95. DOI: 10.1080/00221309.2018.1469465

Connole, S. (2019). Love: it's all in the eyes. Wholebeing Institute. [online]. https://wholebeinginstitute.com/love-its-all-in-the-eyes/

Jarick, M. and Bencic, R. (2019). Eye contact is a two-way

street: arousal is elicited by the sending and receiving of eye gaze information. *Front Psychol.* 10 (1262). DOI: 10.3389/fpsyg.2019.01262

Nagasawa, M. (2015). Oxytocin-gaze positive loop and the coevolution of human-dog bonds. *Science.* 348 (6232). 333-36. DOI: 10.1126/science.1261022

pp.118–119 新鲜感能够点燃性欲吗?
Gurney, K. (2020). *Mind The Gap.* UK: Headline.

pp.120–121 为何会发生性关系?
Frederick, D. A. et al. (2016). What keeps passion alive? Sexual satisfaction is associated with sexual communication, mood setting, sexual variety, oral sex, orgasm and sex frequency in a national U.S. study. *J Sex Research.* 54 (2). 186-201. DOI: 10.1080/00224499.2015.1137854

Gillespie, B. J. (2016). Correlates of Sex Frequency and Sexual Satisfaction Among Partnered Older Adults. *J Sex Marit Ther.* 43 (5). DOI: 10.1080/0092623X.2016.1176608

pp.124–125 性生活的最佳时刻是何时?
Barberia, J. M. et al. (1973). Diurnal variations of plasma testosterone in men. *Steroids.* 22 (5). 615-626. DOI: 10.1016/0039-128X(73)90110-4

pp.126–127 手机会影响伴侣之间的关系吗?
This Works (2020). Love sleep report. https://viewer.joomag.com/love-sleep-report-final-2020-love-sleep-report-final/0922298001580726302?

pp.128–129 放缓性生活的节奏能否重新激发欲望?
Trigwell, P. et al. (2015). The Leeds psychosexual medicine service: an NHS service for sexual dysfunction. *Sex Relation Ther.* 31 (1). 32-41. DOI: 10.1080/14681994.2015.1078459

Linschoten, M. et al. (2016). Sensate focus: a critical literature review. *Sex Relation Ther.* 31 (2). 230-47. DOI: 10.1080/14681994.2015.1127909

pp.132–133 什么能打开我们的"性开关"?
Dee, J. (2016). The dual control model – Why you sometimes can't get in the mood for sex. Uncovering Intimacy. [online]. www.uncoveringintimacy.com/dual-control-model-sometimes-cant-get-mood-sex/

Map Education and Research Foundation. The history of the sexual tipping point® model. [online]. www.mapedfund.org/history

Bancroft, J. and Janssen, E. (2000). The dual control model of male sexual response: a theoretical approach to centrally mediated erectile dysfunction. *Neurosci Biobehav Rev* 24 (5). 571-79. DOI: 10.1016/s0149-7634(00)00024-5

Kinsey Institute. Dual control model of sexual response. [online]. https://kinseyinstitute.org/research/dual-control-model.php

pp.134–135 为什么在没有欲望时也能性唤起?
Embrace Sexual Wellness (2020). Arousal non concordance. ESW Blog. [online]. www.embracesexualwellness.com/esw-blog/arousalnonconcordance

Jean-Baptiste, O. (2021). The common sexual health issue you probably didn't know about. The Zoe Report. [online]. www.thezoereport.com/wellness/what-is-arousal-non-concordance

Chivers, M. L. et al. (2010). Agreement of self-reported and genital measures of sexual arousal in men and women. *Arch Sex Behav.* 39 (1). 5-56. DOI: 10.1007/s10508-009-9556-9

Brotto, L. A. et al. (2016) Mindfulness-based sex therapy improves genital-subjective arousal concordance in women with sexual desire/arousal difficulties. *Arch Sex Behav.* 45 (8). 1907-1921. DOI: 0.1007/s10508-015-0689-8

Chivers, M. L. and Brotto. L. A. (2017). Controversies of women's sexual arousal and desire. *Euro Psychol.* 22 (1). 5-26. DOI: 10.1027/1016-9040/a000274

pp.136–137 如何更好地感知性唤起?
Gurney, K. (2020). *Mind The Gap.* UK: Headline.

pp.138–139 谁先提出性需求有那么重要吗?
Lehmiller, J. (2018). *Tell me what you want: the science of sexual desire and how it can help you improve your sex life.* Robinson.

p.140 怎么在不伤害伴侣的情况下说"不"呢?
Meston, C. M. and Buss, D.M. (2007) Why humans have sex. *Arch Sex Behav.* [online]. 36. 477–507. https://labs.la.utexas.edu/mestonlab/files/2016/05/WhyHaveSex.pdf

pp.144–145 为什么我的伴侣更容易达到性高潮?
Frederick, D.A. et al. (2018). Differences in orgasm frequency among gay, lesbian, bisexual, and heterosexual men and women in a U.S. national sample. *Arch Sex Behav* 47,

273–88. DOI: 10.1007/s10508-017-0939-z

Mintz, Laurie. B. (2017). Becoming cliterate: why orgasm equality matters and how to get it. HarperOne, Harper Collins.

Kinsey, A. et al. (1953). *Sexual Behavior in the Human Female*. Philadelphia: W. B. Saunders.

pp.146–147 假装达到性高潮有用吗?

Herbenick, D. et al. (2019). Women's sexual satisfaction, communication, and reasons for (no longer) faking orgasm: findings from a U.S. probability sample. *Arch Sex Behav.* DOI: 10.1007/s10508-019-01493-0

Muehlenhard, C. L. and Shippee, S. K. (2010). Men's and women's reports of pretending orgasm. *J Sex Res.* 47 (6). 552-67. DOI: 10.1080/00224490903171794.

Ballard, J. (2022). Women are more likely than men to say they're a people-pleaser. YouGov America. [online]. https://today.yougov.com/topics/society/articles-reports/2022/08/22/women-more-likely-men-people-pleasing-poll

pp.148–149 为什么谈论性会有禁忌感?

Ramírez-Villalobos, D. et al. (2021). Delaying sexual onset: outcome of a comprehensive sexuality education initiative for adolescents in public schools. *BMC Public Health.* 21 (1439). DOI: 10.1186/s12889-021-11388-2

Peanut and Headspace (2021). Your sexual wellness isn't taboo. [online] www.peanut-app.io/blog/peanut-headspace-sexual-wellness-for-women

pp.152–153 什么是"正念性爱"?

Brotto, l. (2018). *Better Sex Through Mindfulness: How Women Can Cultivate Desire.* Greystone Books Ltd

Hamilton, L. D. et al. (2008). Cortisol, sexual arousal and affect in response to sexual stimuli. *J Sex Med.* 5 (9). 2111–8. DOI: 10.1111/j.1743-6109.2008.00922.x

Goyal, M. et al. (2014). Meditation Programs for Psychological Stress and Well-being. *JAMA Intern Med.* 174(3): 357–368. DOI:10.1001/jamainternmed.2013.13018

pp.164–165 如何看待"处女"这一定义?

World Health Organization. Sexual health. [online]. www.who.int/health-topics/sexual-health#tab=tab_2

pp.168–171 实现安全的性行为,有哪些选择?

NHS. Your contraception guide. [online]. www.nhs.uk/

conditions/contraception/

pp.174–175 怎么判断自己是否得了性传播疾病?

World Health Organization. Sexually transmitted infections (STIs). [online]. www.who.int/news-room/fact-sheets/detail/sexually-transmitted-infections-(stis)

Centers for Disease Control and Prevention. Genital HPV Infection – Basic Fact Sheet. [online]. www.cdc.gov/std/hpv/stdfact-hpv.htm

NHS. HPV vaccine overview. [online]. www.nhs.uk/conditions/vaccinations/hpv-human-papillomavirus-vaccine/

Vaccine Knowledge. HPV Vaccine (Human Papillomavirus Vaccine). [online]. https://vk.ovg.ox.ac.uk/hpv-vaccine#The-impact-of-the-HPV-programme

Centers for Disease Control and Prevention. HPV Vaccine Safety and Effectiveness. [online]. www.cdc.gov/vaccines/vpd/hpv/hcp/safety-effectiveness.html

pp.176–177 什么情况下需要做性健康检查?

Pebody, R. (2021). What is the window period for HIV testing? NAM. [online]. www.aidsmap.com/about-hiv/what-window-period-hiv-testing

pp.178–179 心理健康问题会影响性生活吗?

Bremner, J. D. (2006). Traumatic stress: effects on the brain. *Dialogues Clin Neurosci.* 8 (4). 445-61. DOI: 10.31887/DCNS.2006.8.4/jbremner

Elzinga, B. M. and Bremner, J. D. (2002). Are the neural substrates of memory the final common pathway in posttraumatic stress disorder (PTSD)? *J Affect Disord.* 70 (1). 1-17. DOI: 10.1016/s0165-0327(01)00351-2

Yoon, S.A.and Weierich, M.R. Persistent amygdala novelty response is associated with less anterior cingulum integrity in trauma-exposed women. *Neuroimage Clin.* 2017 Jan 16; 14: 250-259. DOI: 10.1016/j.nicl.2017.01.015

pp.190–191 如何维持双方的亲密感?

Lisitsa, E. (2012). An introduction to emotional bids and trust. The Gottman Institute. [online]. www.gottman.com/blog/an-introduction-to-emotional-bids-and-trust/

p.195 分手之后如何重建自信?

Eisenberger, N. I. (2012). Broken hearts and broken bones: a neural perspective on the similarities between social and physical pain. *Current Directions in Psychol Sci.* 21 (1). 42–47. DOI: 10.1177/0963721411429455

p.196 两性关系会随着时间的推移而发生变化吗?
p.197 虚拟性爱有实际的效果吗?
Relate (2018). Over a quarter of relationships are 'sexless'. [online]. www.relate.org.uk/get-help/over-quarter-relationships-are-sexless

pp.198–199 产后多久才能重新开始性生活?
NHS. Sex and contraception after birth. [online]. www.nhs.uk/conditions/baby/support-and-services/sex-and-contraception-after-birth/
Extend Fertility. Fertility Statistics by Age. [online]. https://extendfertility.com/your-fertility/fertility-statistics-by-age/
La Leche League International. Breastfeeding and sex. [online]. www.llli.org/breastfeeding-info/breastfeeding-and-sex/

pp.200–201 生殖器官是如何衰老的?
Vinmec. How does the penis change with age? [online]. www.vinmec.com/en/news/health-news/healthy-lifestyle/how-does-the-penis-change-with-age/

pp.202–203 更年期会影响性生活吗?
NHS. Menopause. [online]. www.nhs.uk/conditions/menopause/

出版社感谢以下机构或个人对作者引用相关数据的许可。

p.109
Rosemary Basson. (2001). Female sexual response: the role of drugs in the management of sexual dysfunction, *Obstet and Gynecol*, 98 (2), 2001. 350-353, ISSN 0029-7844. DOI:10.1016/S0029-7844(01)01452-1.

p.135
Chivers M. L., et al. (2010) Agreement of self-reported and genital measures of sexual arousal in men and women: a meta-analysis. *Arch Sex Behav*. Feb; 39 (1): 5-56. DOI: 10.1007/s10508-009-9556-9.

p.191
The Gottman Institute: https://www.gottman.com/blog/turn-toward-instead-of-away/

索引

致谢

作者简介

凯特·莫伊尔是一名资深的性心理和两性关系治疗师,她不仅是欧洲性学联合会和欧洲性医学学会认证的性心理专家,还是《性健康会议》播客节目的主持人。她的工作主要是通过谈话治疗的方式,帮助人们解决在性生活和性关系中遇到的挑战,以达到性健康、性满足和性幸福的境界。凯特始终坚信教育和对话的力量能够改善我们的性文化。凯特将她在治疗实践中积累的知识和经验,运用到与媒体的合作中,作为性健康领域的专家,她频繁受邀参与播客录制、媒体报道及各类活动。

作者致谢

虽然一直以来我都想写一本关于性的书,但直到DK公司的扎拉·安瓦里找到我,我才开始有了关于这本书的初步构思。鉴于我工作中最重要的一环是帮助那些向我提出问题的人找到属于他们自己的答案,我希望这本书能够反映出人们在生活中实际遇到的、与性爱有关的各种问题和困惑。

首先,我要向卡比·拉菲表达深深的谢意。她是伦敦性心理、性健康中心的创始人,也是该中心性心理治疗培训项目的导师。从她邀请我参与培训的那一刻起,她那开放的思想以及谆谆教导便深深地烙印在我的记忆中,使我真正爱上了这份事业。

感谢过去及现在的同事和上司,感谢你们与我分享智慧,我从你们每个人身上都有所收获。特别要提及席尔瓦·内维斯,感谢他一直以来给予我的支持,尤其是在这本书上的鼎力相助,还有那些我在写作过程中遇到难题时可以求教的专家——卡特里奥娜·博法德、奥菲·德鲁里、克莱尔·福克纳、娜奥米·萨顿、朱莉·塞尔以及莎拉·威尔士。感谢你们始终为我答疑解惑,帮我拨云见日,看清问题的本质。

对于那些曾经坐在治疗椅上,与我面对面交流的人,我深知初次预约并前来接受治疗的不易。这份工作赋予了我巨大的优势,从每一个与我接触的人身上,我都能学到关于人类性爱的新知。性爱在很多时候都充满了各种细微的差别,要想完全理解这些差别,唯有通过与人沟通、了解他们的经历才能实现。

我还要感谢家人、朋友对我的支持,没有他们的支持,我无法完成任何想要做的事情。一个人的时间和精力是有限的,这本书从最初的构想到最终的出版,每一步都凝聚了众人的心血。如果没有他们在物质、育儿以及情感上的鼎力相助,我不可能有今天的成就。特别要感谢我的父母和家人,他们从我出生的那一刻起就一直支持我,帮助我实现自己的梦想;还要感谢我的丈夫,即使他知道我总是有新的目标,他也始终如一地鼓励我的想法和抱负。性心理治疗师的学习之路是永无止境的。衷心感谢他们提供的所有支持。对于我的孩子们及所有的后代，我希望这本书能为改善你们的性生活做出一份贡献。

还要特别感谢那些为本书的出版付出努力的人。在DK出版社，我要特别感谢贝基·亚历山大、格伦达·费舍和伊兹·霍尔顿。特别要感谢本书的编辑克莱尔·克罗斯，没有她的辛勤付出，就没有这本书的诞生，还要感谢她无限的耐心和永不满足的好奇心。感谢设计师艾玛、汤姆·福奇以及我们杰出的插画家乔斯林·科瓦鲁比亚斯。

关于设计师

乔斯林·科瓦鲁比亚斯是一位艺术家，她热衷于通过极简主义艺术来表达女性的心理健康、性爱观念等。说明：本书中除了第4、30、37、47、69、88、93、103、110、119、123、127、137、163、189、193、207页的图之外，其余插画皆由乔斯林·科瓦鲁比亚斯创作。

出版社致谢

DK感谢基特·海亚姆所做的审查工作，克莱尔·韦德伯恩−麦克斯韦所做的校对工作，以及希拉里·伯所做的索引工作。

免责声明

本书旨在为面临性爱困惑的人们提供一般性指导，但它不能替代专业医生的治疗建议，也不能作为医疗、卫生保健、制药等领域的专业指导书。在开始、更改或停止任何医疗治疗之前，请咨询医生。据作者所知，截至2023年3月，本书所提供的信息是准确的且最新的。然而，鉴于研究的不断深入，法律和各种规定的更改，读者应就相关问题向专业医生获取最新的建议。本书提及的任何产品、治疗方式或组织名称，并不表示作者或出版社对其的认可或推荐；同样，未提及的产品、治疗方式或组织名称，也不表示不认可或反对。对因使用或误用本书中的信息和建议而直接或间接产生的损失、伤害或损害，出版社和作者概不承担任何法律责任。